योग शिक्षा का पहला पाठ

सम्पादक

बैकुण्ठनाथ

लेखश्री पब्लिकेशन

लेखश्री पब्लिकेशन

दयानन्द मार्ग, दरियागंज, नयी दिल्ली-110002

मो.- 8588048658

ईमेल : daminimaheshwari017@gmail.com

Yog Shiksha Ka Pahala Paath
Edited by Baikunthnath

ISBN : 81-88714-41-0

संस्करण 2011
आवृत्ति 2021

मूल्य : ₹ 350

आर.के. ऑफ़सेट, शाहदरा, दिल्ली-110 032 में मुद्रित

अनुक्रम

प्राथमिक चिकित्सा

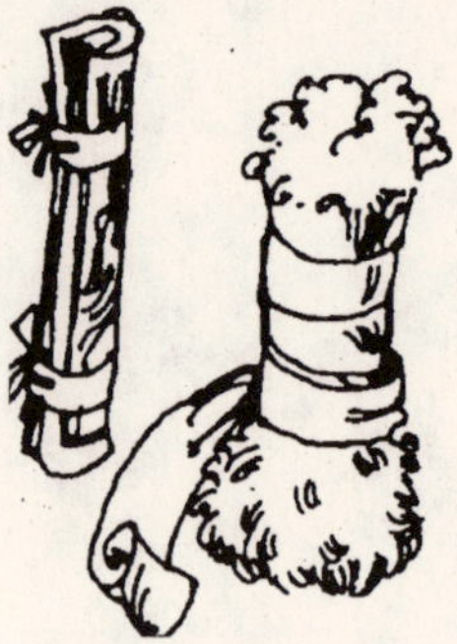
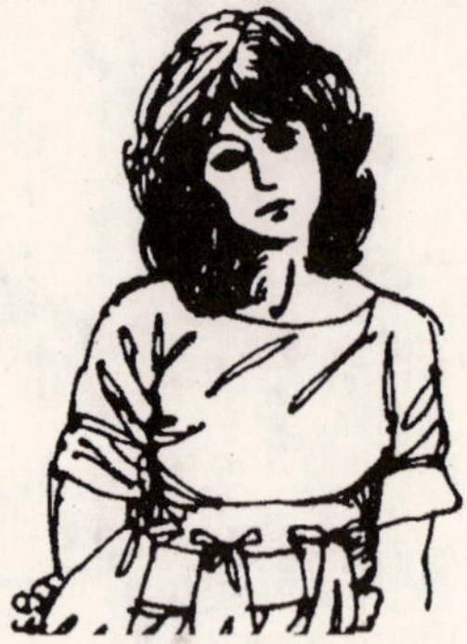
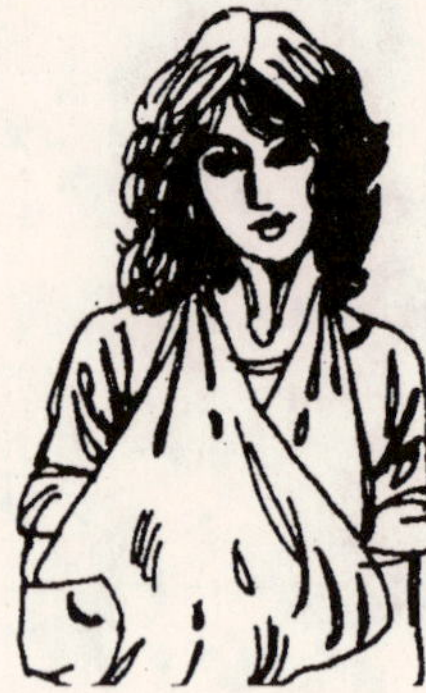
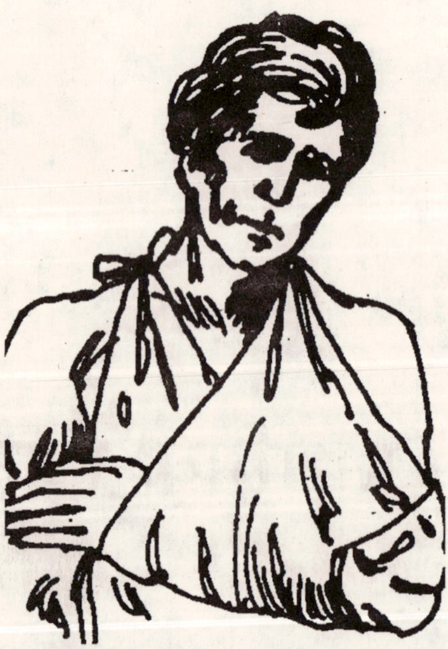

प्राथमिक चिकित्सा क्या है?

दुर्घटना या हादसे की चपेट में आए किसी व्यक्ति का असली इलाज तो वैद्य-डॉक्टर की हर सकता है, लेकिन वैद्य या डॉक्टर की निगरानी में मरीज को देने से पहले यह जिम्मेदारी घर और मुहल्ले वालों की होती है। कि वे रोगी की हालत को और ज्यादा खराब न होने दें। इसी को डॉक्टरी भाषा में 'प्राथमिक चिकित्सा' या **'फर्स्ट एड'** (First Aid) कहा जाता है।

प्राथमिक चिकित्सा की शुरुआत कब हुई?

प्राथमिक चिकित्सा हमारे स्वभाव का एक जन्मजात गुण है। मानव समाज का विकास आपसी सहयोग की भावना से हुआ है। हमारे जीवन में हँसी-खुशी या दुख-तकलीफ के जब-जो मौके आते हैं, अपने पड़ोसियों, मित्रों और रिश्तेदारों के साथ हम उनकी हिस्सेदारी करते हैं। अगर कोई व्यक्ति शारीरिक या मानसिक कष्ट से दुखी या छटपटाता दिखाई देता है, तो अपनी कोशिश-भर हम उसकी भावना का विकास आदमी के स्वभाव में इसी मदद करने की प्रवृत्ति से हुआ है।

लेकिन आज 'प्राथमिक चिकित्सा' या 'फर्स्ट एड' को हम जिस रूप में जानते हैं, वह एक वैज्ञानिक पद्धति है। इस वैज्ञानिक पद्धति का विकास सन् 1908 में जर्मन सेना से सर्वोच्च सेनापति जनरल

एसमार्क ने किया था। आज दुनिया-भर में प्राथमिक उपचार या 'फर्स्ट एड' की जो प्रवृत्ति प्रचलित है, उसका विकास सेंट जॉन एंबुलेंस' के नाम से इंग्लैंड, में जनरल एसमार्क की पद्धति के बाद हुआ। उसी सेंट जॉन एंबुलेंस पद्धति को हम आज अमल में लाते हैं।

प्राथमिक चिकित्सा के उद्देश्य

'प्राथमिक चिकित्सा' या 'फर्स्ट एड' के प्रमुख उद्देश्य निम्नलिखित हैं—

(अ) संकट में पड़े किसी व्यक्ति की जीवन-रक्षा

(ब) उसके स्वास्थ्य में सुधार

(स) घायल या संकट में पड़े मरीज की हालत को और ज्यादा न बिगड़ने देना

(द) मरीज को जल्दी-से-जल्दी अस्पताल या डॉक्टर की निग़रानी में पहुँचाना।

किसी संकट में पड़े मरीज का प्राथमिक उपचार कर रहे व्यक्ति को यह बात हर वक्त ध्यान में रखनी होती है कि वह डॉक्टर के पास मरीज को ले जाने से पहले की जिम्मेदारियों का पालन कर रहा है। मरीज जैसे ही अस्पताल में या डॉक्टर के पास पहुँच जाए, वैसे ही प्राथमिक उपचार कर रहे व्यक्ति का काम समाप्त हो जाता है।

प्राथमिक उपचार की जरूरत कब?

कोई मरीज जब डॉक्टर या अस्पताल की निगरानी में पहुँच जाता है, तब तो उसकी देखभाल की सारी जिम्मेदारी उस डॉक्टर या

अस्पताल की हो जाती है। लेकिन उससे पहले घरवालों और पास-पड़ोस के लोगों को मरीज की देखभाग करनी होती है। यहाँ देखभाल से सीधा मतलब यह है कि मरीज को घबराहट का शिकार न होने दिया जाए– उसे हिम्मत बाँधाते रह जाए और ध्यान रखा जाए कि उसकी हालत और ज्यादा खराब न होने पाए। मोटे तौर पर इसके प्राथमिक चिकित्सा या शुरुआती देखभाल कहा जा सकता है। लेकिन कुछ मामले ऐसे होते हैं, जिनमें अलग-अलग और विशेष प्रकार के प्राथमिक उपचार करने होते हैं उनकी सूची यहाँ दी जा रही हैं–

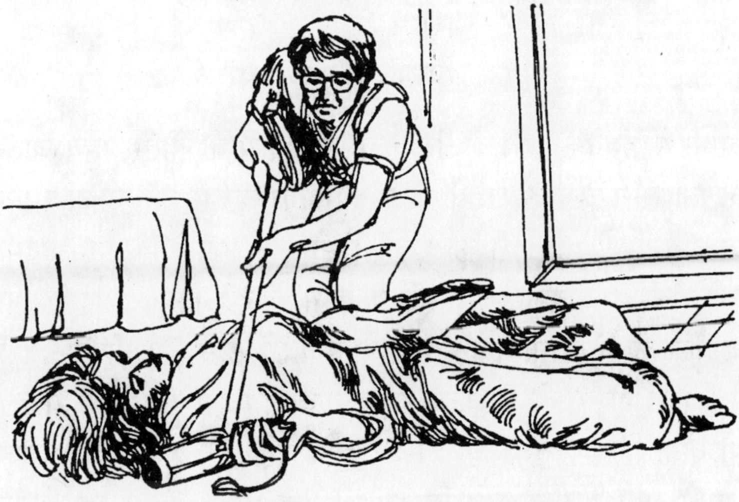

1. पानी में डूबने पर
2. आग या किसी चीज से जल जाने पर
3. किसी जहरीली चीज के खान या जहरीले जंतु के काटने पर
4. बेहोशी के दौरे में

5. शरीर की कोई हड्डी टूट जाने पर
6. सिर में कोई गंभीर चोट लगने पर
7. शरीर के किसी हिस्से से खून बहने की हालत में
8. जख्म या घाव हो जाने पर
9. बिजली का करेंट लगने पर

इन सभी मामलों में अलग-अलग तरह की सावधानियाँ बरतनी होती हैं। और अलग-अलग तरह के प्राथमिक उपचार करने होते हैं। ये ऐसी परिस्थितियाँ हैं, जिनका सामना शहर और गाँव के लोगों को कभी भी करना पड़ सकता है। इसलिए इनकी अलग-अलग और विस्तृत जानकारी यहाँ दी जा रही है :

1. पानी में डूबने पर

पानी में डूबने से जब बहुत ज्यादा पानी शरी के भीतर पहुँच जाता है, तो साँस चलनी बंद हो जाती हे। अगर यह स्थिति ज्यादा समय तक बनी रहे, तो दिल की धड़कन भी रुक सकती है और आदमी की मृत्यु हो सकती है। इसलिए पानी में डूबे किसी आदमी को, डॉक्टर की निगरानी में देने से पहले, बनावटी साँस देना और बनावटी विधि से ही उसके दिल की धड़कन चालू रचना सबसे जरूरी है। ये दोनों क्रियाएँ तब तक जारी रखनी चाहिए, जब तक कि मरीज अपने-आप साँस न लेने लगे और उसके फेफड़े अपने-आप काम न करने लगें।

बनावटी साँस देने की विधि–किसी मरीज को बनावटी साँस देने की विधि बहुत मुश्किल नहीं हे। फिर भी किसी अनुभवी डॉक्टर या नर्स से इसकी विधिवत् ट्रेनिंग ले लेने के बाद ही किसी मरीज को बनावटी साँस दिलानी चाहिए। नहीं तो फायदे की बजाए

नुकसान पहुँचने का खतरा पैदा हो सकता है।

बऩावटी साँस देने वाला व्यक्ति अपनी और मरीज की यह पोजीशन बना लेने के बाद अपने अंदर खूब गहरी साँस भरकर अपना मुँह मरीज के मुँह पर इस प्रकार रखे कि उसकी सारी साँस मरीज के मुँह मरीज के मुँह में जाए। उसे सामान्य से दुगुनी गति की साँस छोड़नी चाहिए। इस तरह उसकी साँस जब मरीज के अंदर जाएगी तो उसकी छाती कुछ फूलेगी। पल-भर बाद साँस दिलाने वाले व्यक्ति को अपना मुँह मरीज के मुँह पर से हटा लेना चाहिए, ताकि मरीज अपने भीतर की साँस बाहर निकाल सके। मरीज के मुँह पर मुँह रखकर साँस बाहर निकाल सके। मरीज के मुँह पर मुँह रखकर साँस फूँकने और फिर मुँह हटा लेने की क्रिया तब तक करते रचना चाहिए। जब तक कि मरीज खुद-ब-खुद साँस न लेने लग जाए, या उसे अस्पताल में डॉक्टरों की निगरानी में न पहुँचा दिया जाए!

2. आग या किसी और चीज से जल जाने पर

अगर यह कहा जाए कि फलाँ व्यक्ति जल गया है, तो यह पता नहीं चल पाता कि वह कैसे जला है। वैसी स्थिति में उस जले हुए व्यक्ति का ठीक-ठीक प्राथमिक उपचार भी नहीं किया जा सकता इसलिए यह पता होना बहुत जरूरी है कि रोगी कैसे जला है।

जलने की दुर्घटनाएँ आमतौर से चार प्रकार की होती हैं—

(1) आग की लपटों की चपेट में आ जाने से हुई दुर्घटना (2) गर्म तवा या इस्तरी छू जाने से हुई दुर्घटना। (3) खौलता हुआ, दूध, तेल या पानी गिर जाने से हुई दुर्घटना (4) एसिड जैसे किसी पदार्थ से हुई दुर्घटना आग की लपटों से जलता हुआ आदमी,

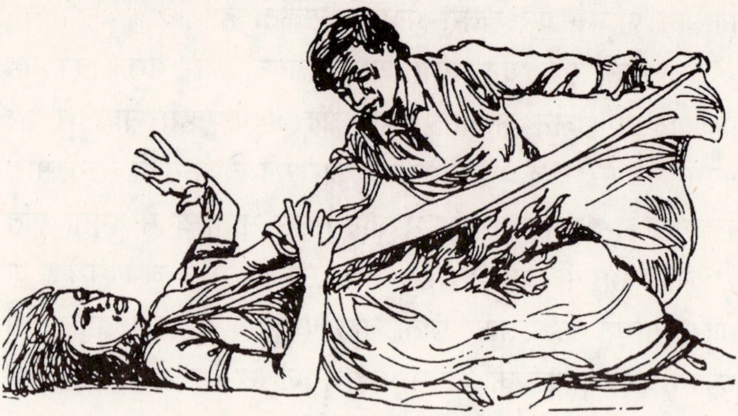

घबराहट के कारण, इधर-उधर भागने की कोशिश करता है। इससे लपटें बुझने की बजाए और तेजी पकड़ती हैं। इसलिए ऐसे किसी भी व्यक्ति को तुरत फर्श पर लिटा देना चाहिए। और उसे कंबल ओढ़ा देना चाहिए। अगर बिना समय बरबाद किए, कंबल को थोड़ा गीला कर लिया जाए तो और अच्छा होगा। यह भी ध्यान रखना होगा कि मरीज को कंबल ऊपर से नीचे, अर्थात् गले से शुरू करके पैरों की तरफ ओढ़ाया जाए। कंबल ओढ़ाने से लपटें अपने-आप बुझ जाती हैं।

लपटों को बुझाने के बाद, रोगी के जले हुए हिस्सों को ठंडक पहुँचना जरूरी होता है। जले हुए हाथ या पैर को सीधे पानी के बर्तन में डुबोया जा सकता है, उँगलियों पर पानी की सीधी धार डाली जा सकती हे, लेकिन धड़ या शरीर का जसे हिस्सा पानी मे डुबोया न जा सके उस पर कई पर्तों वाला मोटा कपड़ा गीला करके रखें। जैसे-जैसे कपड़ा सूखता जाए, उसे बदलते रहें। यह सिलसिला कम-से-कम पंद्रह मिनट तक चलते रहना चाहिए। अगर तब भी जलन कम न हो, तो यह सिलसिला पंद्रह मिनट तक फिर

दुहराएँ। सबसे अधिक ध्यान रखने की बात यह है कि ठंडक पहुँचाने के लिए बर्फ या बर्फ के पानी का इस्तेमाल न किया जाए और न ही जले हुए व्यक्ति को ठंडे पानी से नहलाया जाए।

रोगी के जले हुए हिस्सों की जलन कम होने के बाद, उनमें सूजन आने लगती है। अतः उन हिस्सों में रोगी चूड़ी, चेन, अँगूठी या लच्छे जैसे कोई चीज पहले हो, तो उसे सावधानी के साथ निकाल देना चाहिए। अगर हाथ या पैर का कोइ भाग जला हो, तो उसे गावतकिया पर ऊँचा करके रख दें। इससे सूजन कम होगी।

इन सारी क्रियाओं के बाद रोगी के जले हुए अंगों की मरहम-पट्टी करना जरूरी होता है। मरहम-पट्टी करते वक्त इस बात का ध्यान रखना चाहिए कि अगर जले हुए हिस्से पर कोई कपड़ा जलकर चिपक गया हो, तो उसे उखाड़ने की कोशिश न करें। इसके अलावा डॉक्टर की सलाह के बिना, कोई तेल, मरहम या दवा भी इस्तेमाल न करें। बस, जख्मों को ढकने के लिए साफ और पतले कपड़े की ही पट्टी बाँधें!

अगर मरीज गंभी रूप से जल गया हो तो उसे घबराने न दें। उसके साथ नरमी से पेश आएँ और हिम्मत बाँधाते रहें। दस-दस, पंद्रह-पंद्रह मिनट के अंतर से आधा कप पानी में थोड़ी-सी चीनी और चुटकी-भर नमक डालकर मरीज को एक-एक घूँट पिलाते रहें। इन सब बातों के दौरान जल्दी-से-जल्दी मरीज को डॉक्टर के पास या अस्पताल पहुँचाने का इंतजाम भी होता रहना चाहिए।

आग से जले हुए स्थान पर अगर फफोले पड़ गए हों, तो उन्हें फोड़ना नहीं चाहिए। फफोलों को फोड़ने से वे और गंभीर रूप ले सकते हैं। अगर मरीज खौलते दूध, तेल या पानी से जला हो तो उस हालत में भी यही प्राथमिक उपचार किया जाना चाहिए।

हाँ, अगर जले हुए स्थान पर कोई कपड़ा हो, तो उसे तत्काल हटा दिया जाना चाहिए। कपड़ा हटाते समय यह ध्यान रहे कि चमड़ी न उखड़ने पाए। अगर दुर्घटनाग्रस्त व्यक्ति का गला जला हो, तो तत्काल उसे अस्पताल पहुँचाना चाहिए, या किसी अनुभवी डॉक्टर को दिखाना चाहिए। ऐसे मामलों में, गले के पिछले भाग में सूजन आ सकती है और गला बंद हो सकता हे, जिससे कई तरह के और संकट पैदा हो सकते हैं। इस बीच, अगर मरीज होश में हो तो उसे थोड़ी-थोड़ी देर बाद ठंडा पानी दो-दो, चार-चार घूँट में पिलाते रहें।

एसिड या किसी वैसी ही तेज केमिकल के गिरने से चले व्यक्ति के शरीर पर से उसे केमिकल से भीगे कपड़े तुरन्त हटा दिए जाने चाहिए। कपड़ा हटाते समय यह सावधानी बरती जानी चाहिए। कि उक्त केमिकल प्राथमिक उपचार कर रहे व्यक्ति से न छूने पाए। इसके बाद मरीज के शरीर के चले हुए हिस्से को काफी देर तक पानी की धार में धोना चाहिए, ताकि चमड़ी पर उस केमिकल का रत्ती-भर भी असर बचा न रहने पाए। सभी प्रकार के जले हुए केसों में, प्राथमिक उपचार करने वाले व्यक्ति को यह याद रखना होगा कि डॉक्टर की सलाह के बिना मरीज को न तो कोई दवा दी जानी चाहिए, न ही जख्मों पर कोई मरहम या तेल लगाना चाहिए।

3. किसी जहरीली वस्तु के खाने से बीमारी होने पर

इस प्रकार के मरीज दो तरह के होते हैं। एक वे, जो जानबूझकर आत्महत्या के इरादे से कोई जहरीली चीज खाया पी लेते हैं और दूसरे वे, जो अनजाने में कोई जहरीली वस्तु खा लेते हैं दोनों ही

प्रकार के मरीजों को बिना देर लगाए अस्पताल पहुँचाया जाना चाहिए। जिस शीशी या डब्बे से वह जहरीली वस्तु खाई या पी गई हो, उसे भी डॉक्टर को दिखाया जाना चाहिए। अगर इस बीच मरीज ने उल्टी की हो, तो उल्टी का नमूना भी डॉक्टर को दिखाएँ। अगर मरीज ने आत्महत्या के इरादे से जान-बूझकर जहरीली चीज का सेवन किया हो तो उसकी कड़ी निगरानी करनी होगी। मौका मिलते ही गला दबा कर या किसी और तरीके से वह फिर वैसी ही कोशिश कर सकता है।

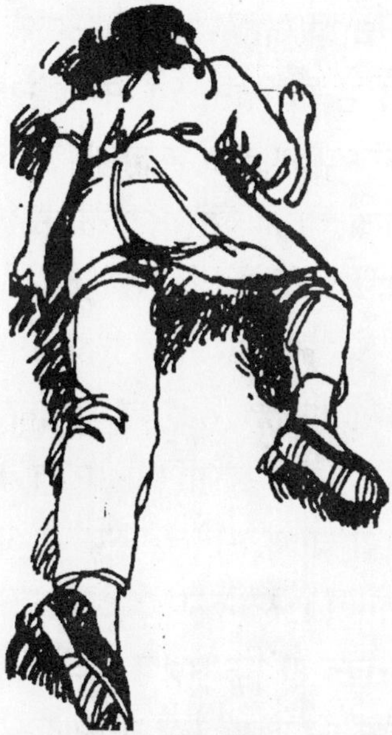

अगर मरीज बेहोशी की हालत में हो तो बिना देर लगाए यह पता करना चाहिए कि उसकी साँस न चल रही हो तो उसे तुरन्त बनावटी साँस दिलानी चाहिए। अगर मरीज की साँस चल रही हो, लेकिन उसे साँस लेने में बाधा हो रही हो, तो पता करें कि उसकी साँस की नली में उल्टी या कोई और चीज अटक तो नहीं गई है! अगर साँस की नली में कोई चीज अटकी हो तो उसे सावधानीपूर्वक निकालकर नली की सफाई कर दें। मरीज अगर होश में हो तो उसे एक या दो गिलास सादा या दूध मिला हुआ पानी धीरे-धीरे पिलाएँ। इससे जहर का तीखा असर अमाशय की बाहरी सतह पर नहीं पड़ने पाएगा।

जहर खाए व्यक्ति के उपचार की पहली प्राथमिकता यह है कि उसे अविलंब अस्पताल पहुँचाया जाए। लेकिन अगर अस्पताल

पहुँचाया जाए। लेकिन अगर अस्पताल दूर हो और किसी डॉक्टर की सलाह लेना भी संभव न हो, तो प्राथमिक उपचार करने वाले व्यक्ति को चाहिए कि मरीज को एक या दो गिलास सादा या दूध मिला पानी घूँट- घूँट करके पिलाने के बाद उसे उल्टी कराने की कोशिश करें।

उल्टी कराने के लिए आमतौर पर लोग मरीज की नमक मिला पानी पिलाते हैं। यह तरीका ठीक नहीं है। दर असल, जहर के असर वाले किसी भी मरीज को डॉक्टर की सलाह के बिना, सादा पानी या दूध-मिले पानी के अलावा कुछ भी खिलाना-पिलाना नहीं चाहिए। इसलिए उल्टी कराने का सबसे आसान और असरदार तरीका हो कि मरीज से कहें कि वह अपने दाएँ हाथ की बीचवाली तीन उँगलियाँ मुँह में डालकर जीभ की जड़ के पास रगड़े। ऐसा करने से उसे उबकाई के साथ तुरन्त उल्टी हो जाएगी। यह तरीका बार-बार किया जा सकता हे। जब यह यकीन हो जाए कि अब मरीज के पेट में जहर का असर नहीं रहा, तो उल्टी कराना बन्द कर देना चाहिए।

साँप के काटे हुए मरीज की प्राथमिक चिकित्सा

किसी व्यक्ति को अगर जहरीला साँप काट ले, तो उसका तत्काल प्राथमिक चिकित्सा किया जाना चाहिए, अन्यथा रोगी की मृत्यु निश्चित है। शरीर के जिस हिस्से में साँप ने काटा हो उसके ऊपर की ओर, थोड़ी दूर पर कसकर पट्टी या रस्सी बाँध देनी चाहिए। अगर साँप ने हाथ या पैर में काटा हो, तो पट्टी या रस्सी घुटने या कोहनी के नीचे न बाँधकर, ऊपर बाँधनी चाहिए, ताकि रक्त का बहाव-ठीक से रुक सके। इसके बाद साँप के काटे स्थान पर

तेज चाकू से क्रास (×) का चीरा लगाकर लाल दवा अर्थात् पोटेशियम परमेगनेट भर दी जानी चाहिए। साँप के काटे व्यक्ति को नींद बहुत तेजी से आती है। यह ध्यान रखना होगा कि मरीज सोने न पाए। इसके लिए उसके सिर पर लगातार पानी डालते रहना चाहिए। अगर मरीज की साँस रुक रही हो, तो उसे बनावटी साँस दिलानी चाहिए और अस्पताल या डॉक्टर की देखभाल में मरीज को पहुँचाने की व्यवस्था करनी चाहिए।

पागल कुत्ते के काटे हुए मरीज की प्राथमिक चिकित्सा

अगर किसी व्यक्ति को कुत्त काल ले, तो सबसे पहले यह पता लगाना चाहिए कि कुत्ता पागल तो नहीं है। पागल कुत्ते के मुँ से हर वक्त लार टपकती रहती है। उसकी पूँछ भी एकदम सीधी नजर आती हे। पागल कुत्ते की एक खास पहचान है कि कि आदमी को काटने के एक सप्ताह के भीतर उसकी मृत्यु हो जाती है। लेकिन यह अंतिम लक्षण काफी देर से पकड़ में आता है। तब तक किसी कुत्ते के काटे मरीज का प्राथमिक्र उपचार रोका नहीं जा सकता।

शरीर के जिस हिस्से पर कुत्ते ने काटा हो वहाँ चीरा न लगाएँ। घाव को नीचे की ओर झुकाकर पानी से अच्छी तरह साफ करें और उस स्थान को तेजाब या गर्म लोहे से जला दें। इस प्राथमिक उपचार के बाद भी, यह पता लगाते रहना जरूरी होता है कि काटने के बाद कुत्ता मर तो नहीं गया। कुत्ते के मर जाने की हालत में, डॉक्टर के पाय सा आस्पताल जाकर पागल कुत्ते के जहर से बचाव वाले इंजेक्शन अवश्य लगवा लेना चाहिए, अन्यथा मरीज की मृत्यु हो सकती है।

4. बेहोशी की प्राथमिक चिकित्सा

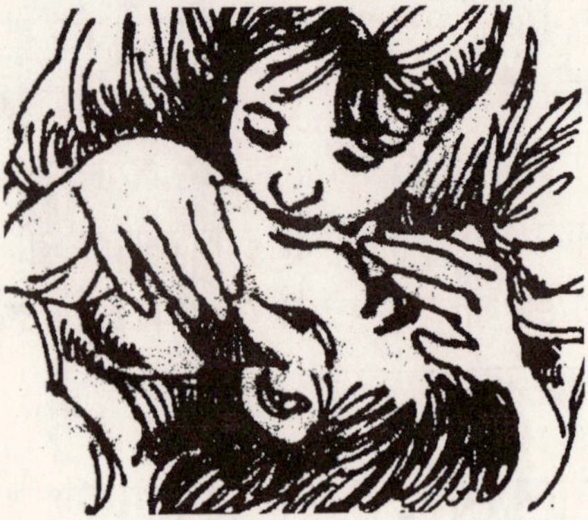

बिजली का करेंट लने या पत्थर के कोयले की जलती अंगीठी के धुएँ या किसी जहरीली गैस से दम घुटने के हालत में मरीज बेहोश हो जाता है। इन सभी परिस्थितियों में मरीज की जीवन-रक्षा की अविलंब कोशिश की जानी चाहिए। अगर कोई व्यक्ति बिजली का करेंट लगने से बेहोश हुआ तो सबसे पहले जरूरी यह है कि बहुत ही सावधानीपूर्वक, उसे तुरंत करेंट के संपर्क से अलग किया जाए। इस बारे में विस्तृत जानकारियाँ 'बिजली का करेंट अगने पर क्या करें' शीर्षक के अंतर्गत दी जा रही है। लेकिन अगर कोई व्यक्ति पत्थर के कोयले के धुएँ या किसी अन्य जहरीली गैसे के कारण बेहोश हुआ हो, तो सबसे पहले उसे उस जहरीले माहौल से निकाल कर बाहर जाना चाहिए। ऐसा करते समय इस बात की पूरी सावधानी बरतनी चाहिए कि संकट में पड़े व्यक्ति को बचाने वाला व्यक्ति ही कहीं जहरीले धुएँ से बेहोश न हो जाए। इससे बचाव के लिए करना यह चाहिए कि दुर्घटना ग्रस्त व्यक्ति के बचाव में लगा, व्यक्ति, जहरीले धुएँ वाले स्थान में जाने से पहले, रस्सी के एक सिरे से फंदा बना कर अपनी कमर में डाल ले तथा रस्सी का दूसरा सिरा, बाहर सुरक्षित जगह में, किसी तीसरे व्यक्ति की निगरानी में छोड़ दे। यह सावधानी इसलिए जरूरी है कि बेहोश व्यक्ति को बाहर निकालने की कोशिश में लगा व्यक्ति अगर खुद बेहोश हो जाए तो उसे रस्सी से खींचकर बाहर निकाला जा सके।

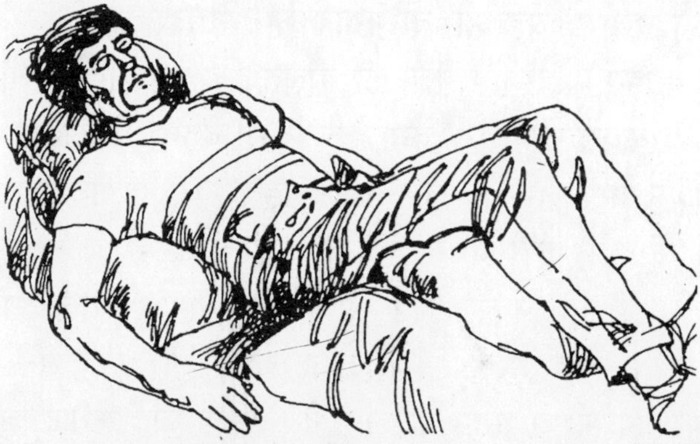

इसके अलावा किसी घुटने-भरे स्थान में जान से पहले, बचाव करने वाले व्यक्ति को साफ और खुली हवा में तीन-चार बार खूब गहरी साँसें लेनी चाहिए तथा मुँह और नाक पर गीला कपड़ा बाँध लेना चाहिए। ये सारी सावधानियाँ बरतने के बाद ही उसे साँस लेना चाहिए। धुएँ के असर वाले स्थान में जाना चाहिए। इससे में पेट के बल घिसट-घिसट कर संकट में फँसे मरीज तक पहुँचा जाए। ध्यान रखने की बात है कि फर्श के पास थोड़ी-बहुत शुद्ध हवा अवश्य रहती हैं।

बेहोश मरीज को जहरीले धुएँ या गैस के असर वाली जगह से निकालकर सुरक्षित स्थान पर लाने के बाद यह देखा जाना चाहिए कि उसकी साँस चल रही है। अथवा नहीं। अगर मरीज साँस न ले रहा हो, तो तुरन्त उसे बनावटी साँस दिलाने की व्यवस्था करनी चाहिए। आगर मरीज के शरीर के किसी अंग से खून बह रहा हो तो हथेली या उँगलियों की चुटकी से दाबकर खून बहना रोकना चाहिए। अगर मरीज के शरीर पर कोई घाव हो गया हो तो उसकी पट्टी करं देनी चाहिए। खून रोकने पर पट्टी करने की विधियाँ इसी पुस्तक में आगे दी जा रही है। अगर ऐसा महसूस हो कि बेहोश मरीज की कोई हड्डी टूट-फूट गई है, लेकिन इस बात का ठीक-ठीक

पता न चला पा रहा हो, तो मरीज को 'रिकवरी पोजीशन' में डाल देना चाहिए। इससे मरीज की हालत बिगड़ने नहीं पाती।

'रिकवरी पोजीशन' क्या है?–किसी बेहोश मरीज को रिकवरी पोजीशन में डालने के लिए सबसे पहली उसकी जेबें खाली करें। हाथों में घड़ी, चूड़ी या कड़े जैसी कोई चीज मरीज ने पहन रखी हो, तो उसे भी निकाल लें। इसके बाद, बेहोश मरीज को पेट के बल करके बाईं करवट से लिटा दें। दाईं ओर के उसके हाथ व पैर को कोहनी व घुटने पर मोड़ दें। इसके बाद मरीज को कंबल या चादर ओढ़ा दें। इसके बाद मरीज को कंबल या चादर ओढ़ा दें। इसी को रिकवरी पोजीशन कहते हैं। रिकवरी पोजीशन में पड़े मरीज को अगर उठाने की जरूरत आ पड़े, तो प्राथमिक उपचारे करने वाले व्यक्ति को अपना एक हाथ मरीज के कूल्हे पर और दूसरा उसके सिर के पास लगाकर उठाना चाहिए।

कुछ अन्य सावधानियाँ–बेहोश मरीज को कुछ खिलाने-पिलाने की कोशिश नहीं करनी चाहिए। इससे मरीज की हालत बिगड़ सकती है। बेहोश मरीज के आसपास कोई ऐसी बातचीत न करें, जिससे उसे बेचैनी या घबराहट बढ़े क्योंकि बेहोशी की हालत में भी मरीज को सब कुछ सुनाई पड़ता है। प्राथमिक उपचार के साथ-साथ मरीज को अस्पताल भेजे या डॉक्टर को बुलाने की व्यवस्था भी की जानी चाहिए।

5. शरीर की कोई हड्डी टूट जाने पर क्या करें?

हड्डी टूटने की दुर्घटनाएँ तीन प्रकार की हो सकती है। साधारण किस्म की दुर्घटना में टूटी हुई हड्डी बाहर से दिखाई नहीं देती। विशेष परिस्थितियों में, जब शरीर के उस हिस्से की ऊपर त्वचा कट-फट जाती है और चोट घाव की शक्ल ले लेती है, तो टूटी

हुई हड्डी का कुछ हिस्सा बाहर हो जाता है और दिखाई देने लगता है। हड्डी टूटने के कुछ बहुत गंभीर मामले भी हो सकते हैं; जो बाहर से देखने पर पता नहीं चल पाते। मिसाल के रूप में, रीढ़ की हड्डी में लगी चोट या सिर के किसी हिस्से में लगी चोट के ऐसे गंभीर परिणाम सामने आ सकते हैं।

हड्डी टूटने की पहचान कैसे करें?—अगर हमारे शरीर की कोई हड्डी टूट जाए और ऊपर से देखने पर पता न चले, तो कुछ बाहरी लक्षणों से हड्डी टूटने की पहचान की जा सकती है। शरीर के किसी हिस्से की हड्डी टूट जाने पर उस जगह तेज दर्द होगा, सूजन आ जाएगी और इस अंग को हिलाने-डुलाने में बहुत कष्ट होगा। अगर किसी चोट में ऐसे लक्षण नजर आएँ तो मान लेना चाहिए कि उस जगह की हड्डी टूट गई है। उसी हिसाब से उसका प्राथमिक

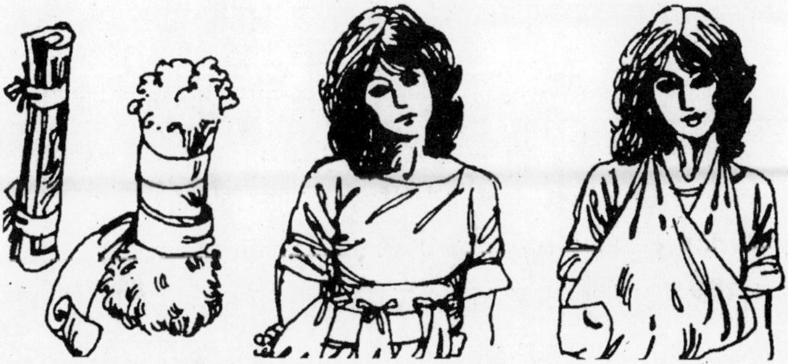

उपचार किया जाना चाहिए और मरीज को जल्दी से जल्दी अस्पताल पहुँचाना चाहिए।

प्राथमिक उपचार—टूटी हड्डी वाले किसी मरीज की प्राथमिक उपचार करते समय सबसे पहले यह देखा जाना चाहिए कि चोट वाले हिस्से या शरीर के किसी दूसरे अंग से खून तो नहीं बह रहा है। अगर खून बह रहा हो तो उसे हिस्से को बिना हिलाए-डुलाए तुरन्त खून रोकने की व्यवस्था करें। अगर चोट की जगह पर कोई

घाव हो गया हो, तो उसकी पट्टी कर दें। लेकिन हड्डी टूटने के प्राथमिक उपचार में सबसे जरूरी यह है कि चोट वाले हिस्से को किसी चीज से टिककर उसकी हरकत बंद कर दें। हरकत बन्द करने के लिए खपची या सिम्प्लट (splint) का प्रयोग किया जाता है। लेकिन अगर खपची तुरन्त उपलब्ध न हो, तो लाठी-डंडे का इस्तेमाल करके भी चोट वाले अंग की हरकत बंद की जा सकती है। अगर दाईं टाँग में चोट लगी है, तो उसको बाईं टाँग के साथ और अगर दाईं बाँह में चोट लगी है, तो उसे सीने से चिपकाकर बाँध दें। डंडी या लाठी का इस्तेमाल भी इसी प्रकार किया जा सकता है। हरकत बद करने के दौरान चोट वाले हिस्से को खपची या जिस दूसरे अंग में बाँधा जाए, उसके बीच कुछ खाली जगह जरूर रहेगी। उस खाली जगह में कोई मुलायम ओर गद्दीदार चीज फँसा दें। ऐसा करने से कोहनी या घुटने आदि जोड़ों पर जोर नहीं पड़ेगा। बाँधते समय इस बात का पूरा ध्यान रखा जाना चाहिए। लेकिन पट्टी बाँधते समय इस बात का पूरा ध्यान रखा जाना चाहिए कि पट्टी न तो इतनी ढीली हो कि चोट वाले हिस्से में हरकत होने का खतरा रहे औरन ही इतनी कसी पट्टी बाँधी जाए कि खून का बहाव रुक जाए। जिस जगह की हड्ड टूटी हों, वहाँ पट्टी हो, वहाँ पट्टी का दबाव नहीं पड़ना चाहिए और पट्टी की गाँठ चोट वाले हिस्से पर न पड़कर खपची या सहारा देने वाले हिस्से पर पड़नी चाहिए।

कोहनी की चोट में–अगर किसी व्यक्ति की बाँह में, कोहनी के पास चोट आई हो और उसे हिलाने-डुलाने में कष्ट होता हो तो और उसे हिलाने- डुलाने में कष्ट होता हो तो मरीज को पीठ के बल जमीन पर लिटा दें और चोट वाली बाँह को, एकदम सीधे, सीने से सटाकर बाँध दें। बाँह को इस तरह मोड़ा जाना चाहिए कि उस हाथ की उँगलियाँ दूसरी ओर के कंधे को छुएँ और पट्टी

इस प्रकार बाँधी जाए जो दूसरी ओर के कंधे पर रहे। एक और पट्टी कोहनी से ऊपर लपेटते हुए दूसरी ओर की बगल के चीने से निकाल कर बाँधें। उसी गाँठ दूसरी ओर की पसलियों के पास रहनी चाहिए।

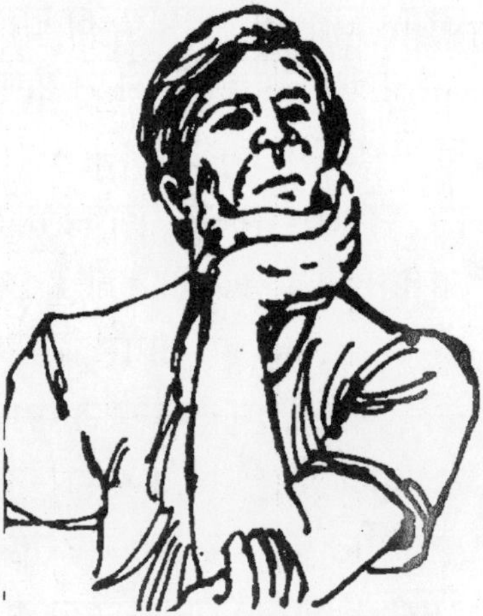

कलाई की चोट में—अगर किसी व्यक्ति की कलाई में चोट आई हो, तो कलाई से कोहनी तक ही हरकत बंद करनी होगी। इसके लिए एक पूरा अखबार लें और उसे रूल या डंडे की शक्ल में लपेटें। अखबार के उस रोल के दोनों सिरे पट्टी से गाँठ लगाकर बाँध दें और फिर उसे गमछे में लपेटकर, चोट वाली कलाई व कोहनी से सटाकर बाँध दें। उस बाँह को पट्टी द्वारा गले से लटका दें।

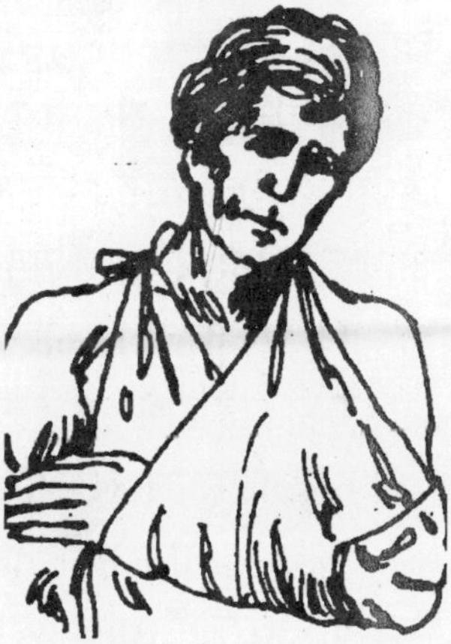

पैर के टखने की चोट में—अगर किसी व्यक्ति के पैर के टखने में चौट आई हो तो उस पैर से जूता-चप्पल आसानीपूर्वक निकाल दें। अगर जूता-चप्पल निकालने में कठिनाई हो तो पैर को उसी तरह रहने दें और चोट वाले टखने के चारों ओर कई तह किया हुआ कंबल या रुईदार दुलाई मजबूती से लपेट कर बाँध दें, ताकि सूजन न आने पाए। अगर पैर में टखने से ऊपर चोट आई हो तो उस पैर को बहुत आहिस्ते से सीधा करके, दूसरी वाली सही टाँग से सटाकर

तथा दोनों टाँगों के बीच की खाली जगह में गोल किया हुआ तौलिया का कंबल लगाकर, टने से रान तक दोनों टाँगों के चारों ओर)कई जगह पट्टियाँ बाँध दें।

सबसे मुश्किल रीढ़ की हड्डी की चोट–आदमी के शरीर से सबसे नाजुक चीज रीढ़ की हड्डी है। शरीर का पूरा संतुलन इसी रीढ़ की हड्डी पर रहता है। अगर रीढ़ की हड्डी बेकार हो जाए, तो आदमी की हालत केंचुए जैसे हो जाएगी। अगर कोई आदमी अपनी सामर्थ्य से ज्यादा बोझ पीठ के सहारे उठाने की कोशिश करे, या कोई भारी वस्तु पीठ पर गिर जाए तो रीढ़ की हड्डी में चोट आ सकती है और इससे काफी नुकसान हो सकता है। ऐसी किसी परिस्थिति में मरीज को न तो हिलाना-डुलाना चाहिए, न उसे खुद ही हिलने-डुलने देना चाहिए। थोड़ी-सी भी असावधानी बरतने पर रीढ़ी की कोई गाँठ गंभीर समस्या पैदा कर सकती है। और जख्मी व्यक्ति जीवन-भर के लिए अपंग हो सकता है। इसलिए ऐसे किसी भी मरीज को डॉक्टर के आने तक हिलने-डुलने नहीं देना चाहिए। यही सावधानी उस व्यक्ति के साथ भी बरती जानी चाहिए जिसकी पसलियाँ किसी दुर्घटना में जख्मी हो गई हों। इन दोनों प्रकार के जख्मी मरीजों को स्टेचार पर उठाकर अस्पताल ले जाया जाना चाहिए।

अक्सर लोग हड्डी टूटने को तो गंभीरतापूर्वक लेते हैं, लेकिन हड्डी के उतरने अर्थात् हड्डी के अपने निर्धारित स्थान से इधर-उधर खिसक जाने की दुर्घटना को लापरवाही से टाल देते हैं। यह ठीक नहीं हैं। हड्डी के टूटने पर जरूरी होता है। वैसे, हड्डी टूटने या उतरने का फैसला भी एक्स-रे की जाँच के बिना संभव नहीं हो पाता। इसलिए प्राथमिक उपचार करने वाले व्यक्ति को ऐसा कोई फैसला अस्पताल या डॉक्टर के जिम्मे छोड़ कर सिर्फ प्राथमिक उपचार करना चाहिए।

हम स्वस्थ कैसे रहें?

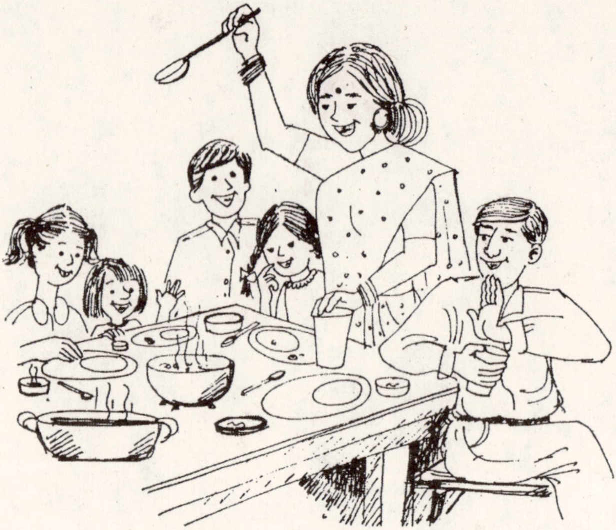

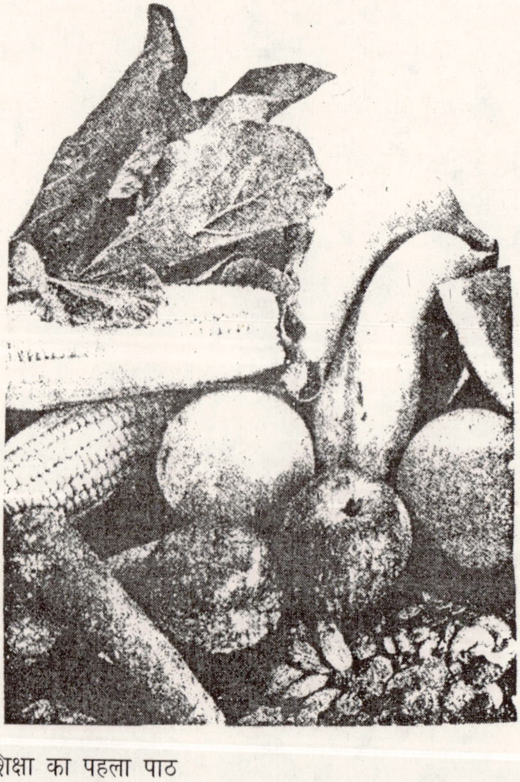

व्यायाम, विश्राम और निद्रा

अच्छे स्वास्थ्य के लिए जिस प्रकार संतुलित भोजन, शुद्ध वायु और जल की आवश्यकता होती है उसी प्रकार व्यायाम, विश्राम और निद्रा की भी आवश्यकता है। उचित भोजन और शुद्ध वायु प्राप्त हो, लेकिन हम उचित व्यायाम और विश्राम न करें तो हम पूर्ण स्वस्थ नहीं रह सकते। व्यायाम न करने से शरीर आलसी और रोगी हो जाता है। व्यायाम करने से मनुष्य फुर्तीला और क्रियाशील बना रहता है। वह हृष्ट-पुष्ट और नीरोग रहता है। कोई शारीरिक काम और व्यायाम करते समय हमारे अंगों में गति होती है। इस गति के कारण रुधिर-परिसंचरण तीव्र गति से होता है। रुधिर-परिसंचरण तीव्र गति से होने के कारण हमारे अंगों को पोषक तत्व अधिक मात्रा में प्राप्त होते हैं तथा साथ ही उनके अपशिष्ट पदार्थ भी शीघ्रता से रुधिर द्वारा निकाल लिए जाते हैं।

व्यायाम करते समय हम साँस भी जल्दी-जल्दी लेते हैं जिससे फेफड़ों में शुद्ध वायु अधिक मात्रा में पहुँचती है। इस प्रकार रुधिर को अधिक ऑक्सीजन प्राप्त हो जाती है और उसमें घुली कार्बन डाइ-ऑक्साइड शीघ्रता से बाहर निकल जाती है।

त्वचा में रुधिर-संचार शीघ्रता से होने के कारण पसीना अधिक मात्रा में निकलता है। इससे रुधिर में एकत्रित अपशिष्ट यूरिया और यूरिक अम्ल अधिक मात्रा में शीघ्रता से दूर हो जाते हैं।

रुधिर-संचार तीव्रता से होने के कारण हृदय की गति बढ़ जाती है और उसका भी पर्याप्त मात्रा में व्यायाम हो जाता है। ऐसा होने से हृदय दृढ़ बनता है और हृष्ट-पुष्ट रहता है।

रुधिर के पोषक तत्व शीघ्रता से विभिन्न अंगों में पहुँचने और वहाँ उपयोग हो जाने के कारण हमें भोजन की आवश्यकता भी शीघ्र प्रतीत होती है। फलस्वरूप भूख ठीक से लगती है और इसी से भोजन अच्छी तरह पच जाता है। रुधिर में उसका स्वांगीकरण भी ठीक तरह से होता है। इसके विपरीत व्यायाम न करने से भोजन का उचित पाचन न होने के कारण अपच तथा कब्ज रोग हो जाते हैं। भोजन का स्वांगीकरण ठीक से न होने के कारण शरीर को पूरा पोषण प्राप्त नहीं होता और वह निर्बलता और शिथिलता अनुभव करता है।

शुद्ध रुधिर के मस्तिष्क में शीघ्रता से पहुंचने के कारण मस्तिष्क की थकान भी शीघ्र ही दूर हो जाती है और हम अपनी मानसिक शक्ति नये कार्य के लिए तैयार पाते हैं।

व्यायाम का हृदय पर प्रभाव

हृदय पर व्यायाम का क्या प्रभाव पड़ता है, यह जानने के लिए विभिन्न स्वास्थ्य संस्थानों में अनेक प्रयोग किए गए हैं। यह प्रयोग सुअर, कुत्तों तथा चूहों आदि छोटे जंतुओं पर किए गए हैं। इन प्रयोगों में से कुछ की चर्चा हम यहाँ करेंगे।

'कैलीफोर्निया विश्वविद्यालय' में प्रयोग के लिए सुअर चुना गया क्योंकि इसका रुधिर-परिसंचरण तंत्र मनुष्यों के समान होता है। एक प्रयोग में 18 जंतुओं को लिया गया और इन सब की हृदय धमनियों को कृत्रिम रूप से बाधित कर दिया गया। इनमें

से नौ सुअरों को तीव्र गति से पाँच महीने तक व्यायाम कराया गया और शेष नौ को यों ही छोड़ दिया गया। इसके बाद सब जंतुओं को चीरकर देखा गया। निरीक्षण से ज्ञात हुआ कि जिन जंतुओं को व्यायाम कराया गया था उनकी समपार्श्व रक्त-वाहिकाओं (Callateral vessels) में व्यायाम न करने वाले सुअरों की तुलना में दुगुना विकास हुआ था। यह बड़े महत्व का निरीक्षण था। किसी धमनी के छेद में रुकावट हो जाती है तो उसमें से होकर रुधिर प्रवाहित नहीं हो सकता। ऐसी स्थिति में समपार्श्व रक्त-वाहिकाएँ विकसित होती हैं जिससे आवश्यकतानुसार रुधिर का प्रवाह हो सके। इस प्रकार समपार्श्व रक्त-वाहिकाओं के विकास के फलस्वरूप हृदय का दौरा अधिकांशतः रुक जाता है और हृदय के दौरे से मृत्यु का भय भी कम हो जाता है। इस प्रकार व्यायाम के फलस्वरूप समपार्श्व रक्त-वाहिकाओं का विकसित होना सबसे बड़ा लाभ है।

दूसरा अध्ययन ओकलाहोमा विश्वविद्यालय में कुत्तों पर किया गया। प्रयोग के लिए ऐसे कुत्ते चुने गए जिनमें पहले हृदय का दौरा हो चुका था। कुछ को व्यायाम कराया गया और कुछ को बिना व्यायाम कराए छोड़ दिया गया। छः सप्ताह बाद परीक्षण किया गया। व्यायाम पर रखे गए कुत्तों के हृदय तथा कॉरोनरी धमनियों में किसी प्रकार की रुकावट नहीं पाई गई, किंतु व्यायाम पर न रखे गए कुत्तों के हृदय और कॉरोनरी धमनियों में रुकावटें पैदा हुई देखी गईं।

एक अन्य अन्वेषण संस्थान में अध्ययन के लिए चूहे लिए गए। दस चूहों को नियमित रूप से तैरने के व्यायाम पर रखा गया, और अन्य दस को बिना तैरने का व्यायाम कराए यों ही रहने दिया गया। इन सभी चूहों का रुधिर-दाब आरंभ में ही पर्याप्त उच्च

था। कुछ दिनों बाद परीक्षण करने पर देखा गया कि तैरने का व्यायाम करने वाले चूहों का रुधिर-दाब सामान्य हो गया जब कि दूसरों के साथ ऐसा नहीं पाया गया।

अध्ययन से यह भी ज्ञात हुआ है कि नियमित व्यायाम करते रहने पर उच्च घनत्व लाइपोप्रोटीन कोलेस्ट्रॉल का स्तर भी रुधिर में ऊँचा हो जाता है। यह वृद्धि 50 से 60 प्रतिशत तक पाई गई है। अध्ययन से यह भी ज्ञात हुआ है कि परिश्रम न करने वाले और निष्क्रिय बैठे रहने वाले व्यक्तियों में मेहनत का काम करने वाले क्रियाशील व्यक्तियों की तुलना में हृदय रोग होने की संभावना दुगनी होती है। व्यायाम से एक बड़ा लाभ यह भी होता है कि संबंधित व्यक्ति की धूम्रपान की आदत भी धीरे-धीरे छूट जाती है। धूम्रपान का हृदय पर हानिकारक प्रभाव पड़ता है।

मानसिक तनाव की स्थिति भी कोलेस्ट्रॉल स्तर को बढ़ाने का कार्य करती है। व्यायाम करने से मानसिक तनाव घटता है, और अपरोक्ष रूप से यह कोलेस्ट्रॉल स्तर को घटाने में सहायक होता है।

सामान्य रूप से सभी तरह का काम, जिसमें हमें परिश्रम करना पड़ता है, स्वास्थ्य के लिए अच्छा है, किन्तु तेज चाल से टहलना, तैरना, जॉगिंग तथा हॉकी, फुटबाल, टेनिस, बैडमिंटन आदि विभिन्न खेल खेलना विशेष रूप से व्यायाम के अच्छे रूप हैं। विभिन्न प्रकार के आसन उचित रीति से करना भी अच्छा व्यायाम है। जो भी व्यायाम किया जाए वह नियमित रूप से किया जाए। तभी उससे स्वास्थ्य को पूरा लाभ मिलता है। व्यायाम की मात्रा भी इतनी होनी चाहिए कि शरीर बहुत अधिक न थके। अपनी आयु और रुचि के अनुसार व्यक्ति को व्यायाम का प्रकार चुनना चाहिए। जहाँ

बालक-बालिकाओं और युवक-युवतियों के लिए तीव्र गति से खेले जाने वाले खेल, जैसे हॉकी, फुटबॉल, क्रिकेट, टेनिस, बैडमिंटन आदि, व्यायाम के अच्छे प्रकार हैं, वहीं वृद्ध लोगों के लिए टहलना तथा कुछ आसन करना उत्तम व्यायाम के प्रकार हैं।

थकान और विश्राम

किसी काम को कुछ समय तक करते रहने के बाद हम थकान क्यों अनुभव करते हैं? कारण यह है कि काम करने में हमें परिश्रम करना पड़ता है और हमारे शरीर का कुछ भाग क्षय होता है, और फलस्वरूप उस अंग विशेष में कुछ विषैले पदार्थ उत्पन्न होते हैं। इन विषैले पदार्थों के कारण ही थकान मालूम होती है। थकान दूर करने के लिए इन विषैले पदार्थों का उन अंगों से निकालना अत्यंत आवश्यक है। यदि हम अविराम गति से काम करते रहें तो ये विषैले पदार्थ शरीर में बराबर एकत्रित होते रहेंगे और शीघ्र बाहर न निकल सकेंगे। ये विषैले पदार्थ अंग विशेष में थकान उत्पन्न करते हैं और उसे काम करने के लिए निःशक्त बना देते हैं। साथ ही ये विषैले द्रव्य उस अंग विशेष के ऊतकों को भी हानि पहुँचाते हैं। अतः वहाँ से इन्हें शीघ्र हटाना आवश्यक होता है। जिस समय हम कोई काम नहीं करते उस समय हमारे शरीर को इन पदार्थों को बाहर निकालने का अवसर मिलता है। इसलिए यह आवश्यक है कि हमारी दिनचर्या का कुछ समय ऐसा भी हो जब हम कोई काम न करें और विश्राम करें। रुधिर ही इन विषैले द्रव्यों को उन अंगों से निकालता है जहाँ ये उत्पन्न हुए हैं। विषैले पदार्थों को लिए हुए जब यही रुधिर उत्सर्जन-तंत्र में पहुँचता है तो वहाँ ये पदार्थ रुधिर से अलग कर दिए जाते हैं।

जिन अंगों से हम जिस समय काम लेते हैं उस समय उन्हीं में ये विषैले पदार्थ उत्पन्न होते और एकत्रित होते हैं और फलस्वरूप उन्हीं अंगों में थकान आती है। यदि हम बिना विश्राम किए बहुत देर तक उन्हीं अंगों से काम लेते रहें तो कुछ समय बाद वे थक कर इतने निःशक्त हो जाएँगे कि उनसे फिर कुछ काम ले सकना हमारे लिए असंभव हो जाएगा। ऐसे समय यह आवश्यक होता है कि हम उस काम को तुरंत बंद कर दें और उस अंग विशेष को विश्राम करने दें। यदि ऐसे समय हम इस प्रकार के किसी अन्य काम में लग जाएँ जिसमें उस अंग से कार्य लेने की आवश्यकता न पड़े तो हम थकान अनुभव नहीं करेंगे, बल्कि पूरी शक्ति से नए काम में लग सकेंगे।

साधारणतः हम समस्त कार्यों को दो समूहों में बाँटते हैं–मानसिक और शारीरिक। प्रायः सब ने यह अनुभव किया होगा कि पढ़ते-पढ़ते इतना थक जाने के बाद जब एक अक्षर और पढ़ना आपको असंभव लग रहा हो, तब खेलने-कूदने में आपका मन खूब लगता है, और आप उसमें बिल्कुल भी थकान अनुभव नहीं करते। इसके विपरीत जिस समय दौड़ने या खेलने अथवा अन्य किसी प्रकार के शारीरिक काम से आपका शरीर थक कर चूर हो रहा हो उस समय आपको आराम से बैठकर या लेटकर पढ़ना बुरा नहीं लगता। सच यह है कि पढ़ने-लिखने में हमारे नेत्रों और मस्तिष्क में ही विषैले द्रव्य एकत्रित होते हैं, और केवल उन्हीं को विश्राम की आवश्यकता होती है। खेलने-कूदने में शरीर को परिश्रम करना पड़ता है और मस्तिष्क को विश्राम मिल जाता है। खेलते समय मस्तिष्क के विषैले द्रव्य बाहर निकल जाते हैं। इसी प्रकार जब शरीर थका होता है तो उसे विश्राम की आवश्यकता होती है,

मस्तिष्क को नहीं। इसलिए शरीर के थके होने पर आराम से बैठकर पढ़ना अच्छा लगता है। इससे शरीर के थके हुए अंगों को विश्राम मिल जाता है, और उनकी थकान दूर हो जाती है। अतः शारीरिक काम के बाद मानसिक तथा मानसिक काम के बाद शारीरिक काम करके हम अपनी थकान कुछ अंश तक दूर कर सकते हैं। इसी नियम के आधार पर स्कूलों में कठिन विषयों (जैसे गणित) के पश्चात् सरल विषय (जैसे गाना, व्यायाम आदि) पढ़ाए जाने का क्रम रखा जाता है।

काम के प्रकार में अंतर कर के थके हुए अंगों को विश्राम देने के साथ-साथ यह भी आवश्यक है कि दिन में कुछ समय हम पूर्ण विश्राम भी करें। दिन में कुछ देर विश्राम कर लेना स्वास्थ्यप्रद होता है। सच तो यह है कि सोते समय ही शरीर को पूर्ण विश्राम मिलता है। इस कारण दिन में आधा घंटा सो लेना थकान दूर करने के लिए अच्छा है।

शारीरिक और मानसिक थकान के साथ-साथ जब हम भावावेश में होते हैं और हमारे संवेग तीव्र होते हैं तब हमें थकान का अनुभव सबसे अधिक होता है। संवेग के कारण हमारी संबंधित ग्रंथियों पर भी प्रभाव पड़ता है। फलस्वरूप उनसे स्राव होने लगता है। इन अन्तःस्रावों की प्रतिक्रिया हमारे श्वास पर पड़ती है। श्वास में कमी हो जाती है; हम पूरी और गहरी साँस नहीं ले पाते जिसके फलस्वरूप शरीर में ऑक्सीजन की कमी हो जाती है। ऑक्सीजन की कमी होने से शरीर में उचित मात्रा में ऊर्जा उत्पन्न नहीं हो पाती और हम अधिक थकान अनुभव करने लगते हैं। अतः ऐसी अवस्था में तुरंत विश्राम कर थकान दूर करने का प्रयत्न करना चाहिए।

निद्रा

निद्रा मनुष्य जीवन के लिए एक ईश्वर प्रदत्त वरदान है। शारीरिक तथा मानसिक सब प्रकार की थकान दूर करने का एकमात्र साधन अच्छी और गहरी नींद ही है। नींद की अवस्था में शरीर का सारा तनाव जाता रहता है। मस्तिष्क पर भी किसी कार्य का भार नहीं रहता और इस प्रकार शरीर को पूर्ण विश्राम मिलता है। शरीर के केवल कुछ अंग ही निद्रावस्था में अपना कार्य करते रहते हैं, जैसे श्वसन तंत्र, पाचक तंत्र आदि। शेष अंग विश्राम करते हैं। इस प्रकार सोते समय हमारे शरीर की शक्ति का उपयोग टूटे हुए ऊतकों की मरम्मत करने में होता है जिससे हम जगने पर पुनः अपने में नई शक्ति का संचार पाते हैं।

आरंभ में व्यक्ति को कुछ समय तक बड़ी गहरी नींद आती है। इस समय शरीर और मस्तिष्क दोनों पूर्ण विश्राम पाते हैं। किंतु कुछ समय बाद मस्तिष्क में रक्त संचार बढ़ने लगता है। इस समय मस्तिष्क क्रियाशील हो उठता है और हम स्वप्न देखते हैं। मनोवैज्ञानिकों का मत है कि स्वप्न देखना मनुष्य के लिए आवश्यक है। उसके अचेतन मन में जो दबी इच्छाएँ और भावनाएँ होती हैं उनकी पूर्ति कुछ अंशों तक इन स्वप्नों द्वारा हो जाती है, और मस्तिष्क पर कोई बुरा प्रभाव नहीं पड़ता।

नींद का हम पूर्ण लाभ प्राप्त कर सकें, इसके लिए आवश्यक है कि हमें अच्छी और गहरी नींद आए। सोते समय सुखपूर्वक नींद आए इसके लिए कई बातें जरूरी हैं। पहली बात तो यह है कि सोने और उठने का समय नियमित हो। रात्रि में अधिक देर में सोना ठीक नहीं और प्रातःकाल सूर्योदय के कुछ पहले उठ जाना

अच्छा होता है। छोटे बच्चों को रात्रि में आठ बजे, 12 वर्ष तक के बच्चों को नौ बजे और वयस्क लोगों को 10 बजे सो जाना चाहिए। साधारणतः लोगों में यह विश्वास पाया जाता है कि प्रत्येक को कम से कम आठ घण्टे अवश्य सोना चाहिए। जब किसी को कम नींद आती है तो वह चिंतित होता है। वास्तव में प्रत्येक व्यक्ति को उसके शरीर की आवश्यकता के अनुसार कम या अधिक समय तक सोने की आवश्यकता होती है। कोई पाँच-छह घंटे ही सोता है, कोई आठ-नौ घंटे। इसलिए यदि किसी को आठ घंटे से कम नींद आती है तो उसे चिंतित नहीं होना चाहिए। अच्छी नींद लाने के लिए यह भी आवश्यक है कि सोते समय मन में किसी प्रकार की चिंता या तनाव न रहे और सोने से कम से कम दो घंटे पहले भोजन समाप्त कर लिया जाए। सोने का स्थान भी स्वच्छ और हवादार होना चाहिए। गर्मी के दिनों में तो सभी खुली हवा में सोते हैं, किन्तु जाड़े और बरसात के दिनों में भी जब कमरों के अंदर सोया जाए तो यह ध्यान रखना चाहिए कि कमरे स्वच्छ हों। उनमें स्वच्छ हवा के अंदर आने तथा गंदी हवा के बाहर निकलने का मार्ग बाधा रहित हो। शीत से बचने के लिए खिड़कियाँ पूरी बंद रखना उचित नहीं है। इसके स्थान में अधिक कपड़ा ओढ़ लेना उत्तम है। सोते समय पहनने के कपड़े सूखे और साफ होने चाहिए। कपड़े शरीर पर बहुत कसे भी न हों। कपड़े कसे होने पर श्वसन-क्रिया में तथा रुधिर के परिसंचरण में रुकावट की संभावना रहती है।

शरीर को पूर्ण रूप से विश्राम देने और उसकी थकान दूर करने के लिए यह आवश्यक है कि सोने के संबंध में ऊपर बतलाई गई बातों का पूरा ध्यान रखा जाए। तभी नींद का पूरा लाभ प्राप्त

होता है और स्वास्थ्य ठीक रहता है।

यदि कभी नींद न आए तो नींद लाने वाली औषधियों का प्रयोग नहीं करना चाहिए। इन औषधियों से वास्तव में व्यक्ति को नींद नहीं आती, कुछ अचेतनता सी आ जाती है। इसी कारण ऐसे व्यक्ति को उठने पर आलस्य अनुभव होता है। औषधियों का अभ्यस्त होना स्वास्थ्य को नष्ट करना है। अधिक अच्छा यह है कि ऐसी अवस्था में प्राकृतिक साधनों का प्रयोग किया जाए। अधिक शारीरिक परिश्रम करना, पर्याप्त घूमना तथा आसन के व्यायाम करना लाभदायक हो सकता है।

अच्छी नींद लाने के लिए मुख्य बात यह है कि सोते समय व्यक्ति के मन में किसी प्रकार की चिंता न हो और उसका मस्तिष्क तनाव रहित हो। सोते समय मन में अच्छे विचारों को लाने का प्रयत्न करना चाहिए। इससे मानसिक तनाव भी दूर हो जाता है और नींद अच्छी और गहरी आती है। इस संदर्भ में मैं अपने पितामह का उदाहरण देना चाहूँगा। उनका पूरा जीवन राजनीतिक तथा सामाजिक कार्यों में इतना व्यस्त रहता था कि उन्हें दिन में रत्ती भर भी अवकाश विश्राम के लिए नहीं मिल पाता था। सदा ही उन्हें विभिन्न प्रकार की देश और समाज की चिंताएँ घेरे रहती थीं। जब वह रात्रि में सोने के लिए बिस्तर पर लेटते थे, तो चार-पाँच मिनट के भीतर ही वह गहरी नींद में डूब जाते थे। स्पष्ट है कि यह उनके आध्यात्मिक विचारों के प्रभावों के कारण था जिसके फलस्वरूप उनका मस्तिष्क सोते समय चिंता और तनाव से मुक्त हो जाता था।

मानसिक दबाव और तनाव तथा स्वास्थ्य

जीवन के साथ चिंताएँ तो लगी ही रहती हैं। अधिकांश व्यक्तियों में चिंताएँ आती हैं, उनका पूर्ण या आंशिक समाधान होता है और वे दूर हो जाती हैं। स्थायी रूप से वे मानसिक तनाव की स्थिति उत्पन्न नहीं करतीं। कुछ ऐसे व्यक्ति भी होते हैं जिनमें चिंताओं के कारण मानसिक तनाव की स्थिति निरंतर बनी रहती है। उनकी यह स्थिति कभी समाप्त नहीं होती—जैसे धन की चिंता, भविष्य में व्यापार की चिंता तथा अनेक प्रकार की जीवन से संबंधित समस्याओं की चिंता। मानसिक तनाव का हमारे स्वास्थ्य पर कितना गहरा प्रभाव पड़ता है यह जानना आवश्यक है।

मानसिक दबाव या तनाव का कारण होता है कोई तीव्र दुःखद आवेश, क्रोध या किसी के प्रति शत्रुता की भावना। कोई भी ऐसा मार्ग नहीं है जिसे अपनाकर हम अपने जीवन से सब प्रकार का तनाव दूर कर सकें। एक प्रकार के मानसिक दबाव से कुछ लाभ भी होता है। यदि यह दबाव न हो तो हम अपने कार्य में अच्छाई लाने और बराबर उन्नति की ओर अग्रसर होने की चेष्टा ही कभी न करें। उदाहरण के लिए, खेल के मैदान में सब खिलाड़ियों से आगे रहने की इच्छा, अथवा परीक्षा में ऊँची सफलता प्राप्त करने की इच्छा यदि हमारे मन में न हो तो फिर न तो हम खेल में और न परीक्षा में यश प्राप्त करने का प्रयत्न करेंगे। इस प्रकार का

मानसिक दबाव जीवन को ऊँचा उठाने में लाभदायक होता है। इसे भी एक सीमा में रखना चाहिए, अन्यथा इससे हानि भी हो सकती है।

अत्यधिक मानसिक दबाव के कारण कई प्रकार के रोग होते देखे गए हैं, जैसे शरीर के विभिन्न स्थानों में फोड़े-फुन्सियों का निकलना, सिर दर्द तथा पेट के दर्द का बना रहना, वृहदान्त्र शोथ होना और उच्च रक्तदाब का होना। इस दबाव से दमा और संधिशोथ रोग भी बढ़ सकते हैं। कम आयु में दबाव मृत्यु का कारण भी हो जाता है। दबाव से हृदय पर क्या प्रभाव पड़ता है यह अब विभिन्न तकनीकी विधियों से जाना जा सका है।

मानसिक दबाव होने पर हमारा अनुकंपी तंत्रिका तंत्र (Sympathetic nervous system) कुछ रासायनिक पदार्थ उत्पन्न करता है जिन्हें हम संयुक्त रूप से कैटिकोलामीन (Catecholamines) कहते हैं। ऐसा ही एक पदार्थ ऐड्रिनलिन है जो एक हार्मोन भी है। यह रुधिर में बिम्बाणुओं (Platelets) की संख्या में वृद्धि करता है। इससे रुधिर शीघ्र और सरलता से थक्के के रूप में स्कन्दित हो जाता है। ये थक्के धमनियों में बनकर रुके रह सकते हैं, और रुधिर के प्रवाह में बाधा उत्पन्न कर सकते हैं। फलस्वरूप हृदय का दौरा उठ सकता है। कॉरोनरी धमनियों की पेशियों में अनुकंपी तंत्रिका तंत्र से तंत्रिकाएँ जाती हैं और इन्हीं तंत्रिकाओं की प्रेरणा से ऐड्रिनलिन उत्पन्न होता है। मानसिक दबाव होने पर तंत्रिकाओं पर एक ऐसी प्रतिक्रिया होती है जिसके कारण धमनियों के पेशी तंतु सिकुड़ते हैं। ऐसे में व्यक्ति को ऐंठन का सा अनुभव होता है। डॉक्टर इसे आकर्ष (Spasm) कहते हैं।

यदि धमनियों में कोलेस्ट्रॉल के जमा होने के फलस्वरूप कोई

पट्टिका (Plaque) है तो आकर्ष होने पर हृदय में रुधिर का प्रवाह एकदम रुक सकता है। परिणाम होगा हृदय में दौरे का उठना। कम तीव्र आकर्ष होने पर केवल छाती में हल्का-सा दर्द अनुभव हो सकता है। इस स्थिति को हृदशूल या ऐंजाइना कहते हैं। यह इस बात का संकेत है कि हृदय को पर्याप्त मात्रा में रुधिर प्राप्त नहीं हो रहा है। हृदशूल का दर्द उसी प्रकार का होता है जैसा किसी भी पेशी के ऐंठन पर होता है। जब हृदय या शरीर के किसी भी अंग में पर्याप्त मात्रा में रुधिर नहीं पहुँचता तो उस अंग को पर्याप्त ऑक्सीजन नहीं मिलती और इसका संकेत आकर्ष या ऐंठन से मिलता है। अंग में पर्याप्त रुधिर न पहुँचने की स्थिति को स्थानिक अरक्तता या इस्कीमिया (ischaemia) कहते हैं। मानसिक तनाव के कारण उत्पन्न इस्कीमिया तनाव हटने पर समाप्त हो जाता है और रुधिर का प्रवाह हृदय में फिर सामान्य गति से होने लगता है।

जब हम अपने आहार द्वारा रुधिर में कोलेस्ट्रॉल की मात्रा को तो नियंत्रित रखने का प्रयत्न करते हैं लेकिन मानसिक दबाव पर नियंत्रण नहीं रख पाते तो हमारा सारा प्रयत्न निष्फल हो जाता है। हृदय रोगियों के लिए मानसिक दबाव को हटाना विशेष महत्व रखता है। मानसिक दबाव को घटाने या दूर करने के लिए दो बातों पर ध्यान देना आवश्यक है–

(1) ऐसी घटनाएँ या बातें, जिनसे तनाव उत्पन्न होता है, व्यक्ति के सामने न आने पाएँ।

(2) व्यक्ति को विश्राम करने और मानसिक थकान दूर करने के लिए पर्याप्त अवकाश मिले।

यह कार्य कठिन तो है, लेकिन असंभव नहीं। इस संबंध में

एक-दो उदाहरण देना उपयुक्त होगा। किसी व्यक्ति को अपने कार्यालय में विलंब से पहुँचने से संबंधित चिंता के कारण मानसिक तनाव है तो इस बात का ध्यान रखने से कि वह घर से कार्यालय के लिए चलने का अपना क्रम थोड़ा और पहले रख ले यह तनाव बहुत अंश तक दूर किया जा सकता है। मानसिक तनाव दूर करने के लिए सभी व्यक्तियों के संबंध में कोई एक उपाय नहीं बताया जा सकता। परिस्थिति और प्रत्येक व्यक्ति की प्रकृति के अनुसार उपाय ढूँढ़ना पड़ता है। योग और ध्यान तथा व्यायाम से भी बहुत अंश तक मानसिक तनाव हटाने में सफलता मिल सकती है।

योग के आसन तथा ऐसे ही व्यायाम करने पर शरीर में एक रासायनिक पदार्थ उत्पन्न होता है जिसे बीटा-एंडार्फिन (Beta-endorphin) कहते हैं। यह रुधिर में पहुँचता है और तनाव की अनुभूति को हटाकर एक श्रान्ति की अनुभूति प्रदान करता है। दिनभर काम करने के बाद संध्या के समय थोड़ा टहलना भी कुछ लोगों के लिए अच्छा टॉनिक सिद्ध होता है। प्रत्येक व्यक्ति को अपने अनुभव से यह मालूम करना पड़ता है कि किस प्रकार के व्यायाम से उसे सबसे अधिक आराम पहुँचता है। चाय और कॉफी का अधिक उपयोग भी हानिकारक है। इन पेय पदार्थों से उत्पन्न उत्तेजना भी तनाव का कारण हो सकती है।

मानसिक तनाव से मुक्त होने का एक बड़ा साधन सृष्टि रचयिता का ध्यान लगाकर खुली वायु में शांत चित्त होकर कुछ समय तक बैठना भी है। हमारे यहाँ ऋषियों और महर्षियों ने तप और ध्यान की एक परंपरा प्राचीन काल में स्थापित की थी। आज महर्षि महेश योगी ने इस परंपरा की ओर पुनः संसार का ध्यान आकर्षित किया है। अमेरिका में विभिन्न स्थानों में उन्होंने केंद्र

स्थापित किए हैं जहाँ एकाग्र ध्यान द्वारा व्यक्ति को सब प्रकार के मानसिक तनाव से मुक्त कर स्वस्थ रहने का प्रशिक्षण दिया जाता है। अपने देश में भी महर्षि महेश योगी ने इस प्रकार के कुछ केंद्रों की स्थापना की है। ध्यानमग्न होकर शांत चित्त कुछ समय तक बैठने पर मस्तिष्क का सारा तनाव दूर हो जाता है और व्यक्ति को परम शांति प्राप्त होती है।

मानसिक तनाव को दूर करने में खुलकर हँसना भी बड़ा सहायक होता है। अपने देश तथा दूसरे देशों, विशेषकर अमेरिका, के बहुत से चिकित्सकों ने अपने अध्ययन और अनुभव से यह ज्ञात किया है कि मानसिक दबाव और तनाव से उत्पन्न अनेक रोग नियमित रूप से अट्टहास करते रहने और सदा अपने को हँसमुख बनाए रखने से दूर हो जाते हैं। प्रसिद्ध हृदय रोग विशेषज्ञ डॉ. एच. के. चोपड़ा ने अपनी पुस्तक **'दबाव और जीवन'** में अट्टहास के लाभ और इसके द्वारा विभिन्न रोगों से मुक्त होने के संबंध में विशद विवेचना की है।

रोजमर्रा के आम तनाव से खुद को मुक्त रखने का एक तरीका अपने मित्रों के बीच में बैठकर इधर-उधर की हल्की-फुल्की और मनोरंजक बातें करना भी है। मनुष्य एक बुद्धि संपन्न प्राणी है। यदि वह बुद्धि के प्रयोग से अपने मानसिक तनाव पर नियंत्रण नहीं रखता तो यही तनाव उसके शरीर को क्रमशः इतना कमजोर कर देता है कि उसकी मृत्यु भी हो सकती है।

पौष्टिक आहार

हर ज़िंदा आदमी, जानवर यहाँ तक कि पेड़-पौधों को भी ज़िंदा रहने के लिए खाने की ज़रूरत पड़ती है। इसीलिए कहावत है कि भोजन ही जीवन है। मनुष्य को अपने रोज़मर्रा के काम के लिए ताकत (ऊर्जा) की ज़रूरत होती है। इसके अलावा शरीर के अंग दिल, फेफड़े, आँतें आदि लगातार काम करते रहते हैं, इसके लिए भी ताकत की ज़रूरत होती है। शरीर में किसी दूसरी मशीन की तरह ही इसके हिस्सों (कोशों) की टूट-फूट होती रहती है। इनकी मरम्मत और फिर से पैदा करने के लिए भी ताकत की ज़रूरत होती है। यह सारी ताकत हमें खाने से मिलती है। शरीर पर बीमारी पैदा करने वाले बाहरी जीवाणु जैसे बैक्टीरिया, वाइरस जीवाणु भी हमला करते रहते हैं। इनसे लड़ने के लिए शरीर की अपनी फ़ौज होती है। इसके ठीक से काम करने के लिए भी खाने की ज़रूरत है।

भोजन तीन प्रकार का होता है—शाकाहार, मांसाहार और मिश्रित। हर स्थान पर आसानी से मिलने वाली खाने-पीने की चीज़ों, आमदनी, धर्म और मान्यताओं के हिसाब से आदमी का खाना-पीना बदलता रहता है। यदि किसी डॉक्टर से पूछें तो वह मिश्रित खाने की सलाह देगा पर अब दुनिया में ऐसे लोगों की संख्या बढ़ती जा रही है जो शाकाहारी भोजन पर ज़ोर दे रहे हैं। यदि हम शाकाहारी

और मांसाहारी जानवरों की शारीरिक बनावट की ओर ध्यान दें तो हमें मालूम हो जाएगा कि आदमी का शरीर शाकाहार, खासकर फलाहार के लिए बना है। मांस खाने वाले जानवरों में मांस को चीरने-फाड़ने वाले दाँत, तेज़ नाखून, पंजे और आँत छोटी होती है पर आदमी में इसका बिल्कुल उल्टा होता है। जहाँ पर कुदरती तौर से मछली आदि मिल जाती है वहाँ यह खाने का हिस्सा बन गई है। मांसाहार करते समय यह ध्यान रखना चाहिए कि इसका अधिक प्रयोग नहीं किया जाए तथा ताजे फल, सलाद, चोकर वाली रोटी और रेशेदार खाने वाली चीज़ों का ज़रूर प्रयोग किया जाए। अधिक मांसाहार से बहुत से रोग होने की संभावना बढ़ जाती है। जैसे आँतों का कैंसर, दिल के रोग आदि। विदेशों में जहाँ पहले मांसाहार का चलन था बहुत से लोग आजकल शाकाहार की तरफ मुड़ रहे हैं। वैज्ञानिकों ने यह सिद्ध कर दिया है कि पौष्टिकता के मामले में शाकाहार किसी भी तरह मांसाहार से कम नहीं है। ग़रीब लोगों का दूसरों की देखा-देखी मांसाहार पर अधिक पैसा ख़र्चना किसी तरह भी ठीक नहीं है।

आहार के पोषक तत्त्व

आधुनिक विज्ञान के अनुसार आहार में पाँच प्रकार के पोषक तत्त्व होते हैं—कार्बोहाइड्रेट, प्रोटीन, वसा, विटामिन और खनिज लवण। ये सभी तत्त्व शरीर के बढ़ने, काम करने और निरोगी रहने के लिए ज़रूरी हैं। प्रकृति ने ऐसा इंतज़ाम किया है कि यदि आदमी प्राकृतिक तौर तरीके अपनाए तो ये सभी तत्त्व इसके खाने में शामिल रहते हैं।

कार्बोहाइड्रेट—शरीर को काम करने के लिए ताकत की ज़रूरत

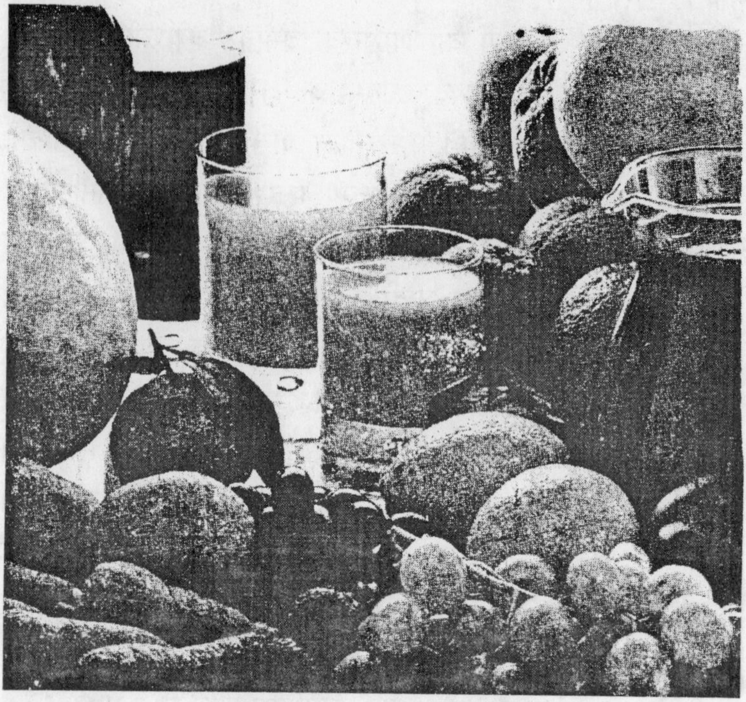

मीठे पके फलों का प्रयोग अच्छा है

होती है। यह ताकत कार्बोहाइड्रेट से मिलती है। इसे कार्बोज भी कहते हैं। कार्बोहाइड्रेट दो तरह के होते हैं–स्टार्च और शर्करा। शर्करा चीनी, गुड़, मीठे फलों, गन्ने आदि में होती है। शर्करा खाने पर तुरंत तेज़ी से ख़ून में मिलकर ताकत मिलती है। मीठे फलों केला, आम, अमरूद, अंगूर आदि का इस्तेमाल गुड़ और चीनी के इस्तेमाल से अच्छा है। गन्ने चूस कर खाना शरीर और दाँतों दोनों के लिए अच्छा है। आजकल सफेद चीनी का इस्तेमाल बहुत होने लगा है जिससे सिर्फ मिल मालिकों और बेचने वालों का फ़ायदा है, खाने वालों का तो नुकसान ही है। जहाँ तक हो सके सफेद चीनी का इस्तेमाल कम से कम करना चाहिए। गुड़ इसके मुकाबले

कम नुकसान करता है।

कार्बोहाइड्रेट स्टार्च के रूप में गेहूँ, चावल, आलू, घुइयाँ, शकरकंद आदि में पाया जाता है। इससे ताकत मिलने में शर्करा (चीनी) के मुकाबले अधिक समय लगता है। इनका प्रयोग शर्करा के मुकाबले ज़्यादा किया जाना चाहिए। कार्बोज का मुख्य काम शरीर को ताकत देना है। आमतौर पर खाने का यह आधा हिस्सा होता है।

प्रोटीन–शरीर में कामकाज से उसकी कोशिकाओं (शरीर रूपी इमारत की ईंटें) में टूट-फूट होती रहती है। इन कोशिकाओं की मरम्मत तथा नई कोशिकाओं को बनाने के लिए जिस ख़ास पदार्थ की जरूरत पड़ती है उसे प्रोटीन कहते हैं। आदमी की ज़िंदगी में

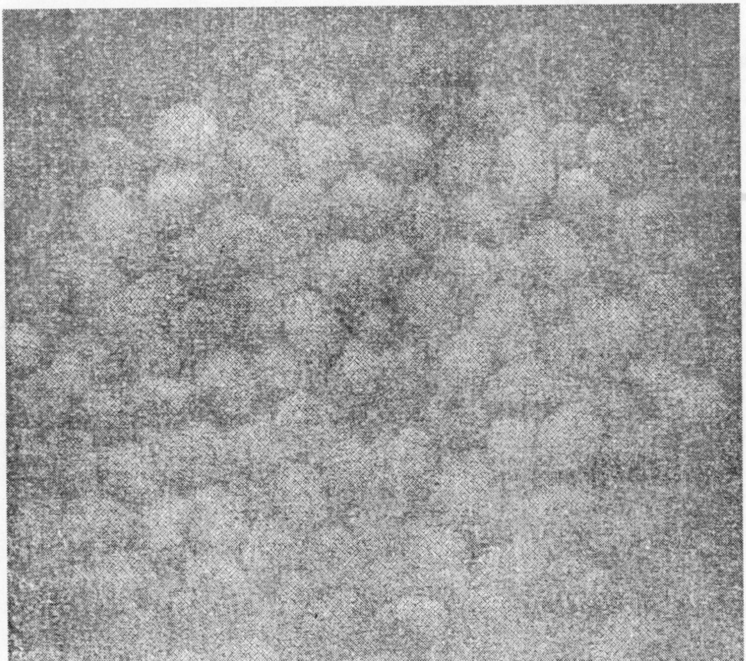

सोयाबीन प्रोटीन का बहुत अच्छा साधन है

गर्भ से लेकर शिशु, बच्चा, जवान और बुढ़ापा सभी मंजिलों पर प्रोटीन की जरूरत होती है। यदि गर्भवती स्त्री या बढ़ते बच्चों को ज़रूरत भर की प्रोटीन खाने से न मिले तो उन्हें कई ख़तरनाक बीमारियाँ जैसे मरासमस और क्वाशियोरक्योर हो जाती हैं। प्रोटीन की कमी से ऐसे बच्चे शारीरिक और मानसिक रूप से स्वस्थ नहीं होते। प्रोटीन की कमी से शरीर में बनने वाले इंजाइमों पर भी प्रभाव पड़ता है। इसलिए इस तरह के बच्चे नपुंसक हो सकते हैं या उन्हें डायबिटिज (शक्कर की बीमारी) भी हो सकती है।

प्रोटीन हमें वनस्पतियों और जीवों दोनों से मिलती है। वनस्पति से प्राप्त होने वाले प्रोटीन हमें ख़ास कर दालों जैसे अरहर, उड़द, मूँग, मसूर, राजमा आदि से मिलते हैं। जैव प्रोटीन हमें दूध और उससे बनने वाले दही, पनीर आदि शाकाहारी भोजन से मिलते हैं। इसके अलावा मांस, मछली, अंडे से प्रोटीन मिलते हैं। यदि खाने में रोटी, दाल, दूध, दही का सही मात्रा में इस्तेमाल किया जाए तो मांस, अंडा, आदि की ज़रूरत नहीं पड़ती है। सोयाबीन प्रोटीन का बहुत अच्छा साधन है। इससे दूध, पनीर आदि भी बनाया जा सकता है।

वसा—वसा या चर्बी को आमतौर से चिकनाई समझा जाता है। यह भी शरीर के लिए बहुत ज़रूरी है। वसा से कार्बोहाइड्रेट के मुकाबले ज़्यादा ताकत और गर्मी मिलती है। यह घी, मक्खन, दूध, बादाम, काजू और मूँगफली, सरसों, अलसी, गरी, तिल आदि के तेलों में मिलती है। अंडा, मांस, और मछली में भी वसा होता है। वसा दो प्रकार की होती है—संतृप्त और असंतृप्त। असंतृप्त वसा मुख्यतः वनस्पतियों से और संतृप्त वसा मुख्यतः जंतुओं से प्राप्त होती है। संतृप्त वसा यदि अधिक मात्रा में ली जाए तो इससे

दिल की बीमारियाँ हो सकती हैं। इसलिए आमतौर पर असंतृप्त वसा ही लेनी चाहिए। इसके लिए वनस्पति तेलों, सोयाबीन, तिल, मूँगफली आदि का इस्तेमाल ठीक है।

आजकल वनस्पति घी (डालडा) का इस्तेमाल बहुत बढ़ गया है। यह सेहत के लिए बहुत नुकसानदेह है। डालडा बनाने के लिए निकिल आदि धातुओं का प्रयोग किया जाता है जो स्वास्थ्य के लिए नुकसानदेह होते हैं। डालडा बनाने में तेलों के बहुत से फ़ायदेमंद तत्त्व बेकार हो जाते हैं इसलिए जहाँ तक हो सके डालडा की जगह तेल ही इस्तेमाल करना चाहिए।

जन्तु वसा में कोलेस्ट्रोल अधिक पाया जाता है। शरीर को कोलेस्ट्रोल की बहुत कम ज़रूरत होती है ज़्यादा हो जाने पर यह खून की नलियों में जम कर उन्हें रूँध देता है जिससे दिल की बीमारी हो सकती है। कोलेस्ट्रोल को कम बनाए रखने में रेशेदार खाने का बहुत महत्त्व है। रेशे वाले खाद्यों से पाखाना साफ़ होता है, आँतों की सफ़ाई रहती है तथा हाज़मा ठीक रहता है। रेशेदार खाने के लिए हमें चोकर सहित गेहूँ के आटे, बिना पालिश किए चावल, समूची छिलकेदार दालों, पत्ता गोभी, अनन्नास, अमरूद, नाशपाती आदि का इस्तेमाल करना चाहिए।

आजकल अनाज की सफ़ाई के नाम पर मिलों में अनाज के दानों का सबसे पौष्टिक ऊपरी भाग साफ़ कर दिया जाता है और चावल की भी पालिश कर दी जाती है। यह सेहत के लिए फ़ायदेमंद नहीं है। जहाँ तक हो सके आटे को चालना नहीं चाहिए और चोकर सहित इस्तेमाल करना चाहिए

विटामिन–विटामिन भी अन्य तत्त्वों की तरह हमारे लिए ज़रूरी हैं। इनकी बहुत कम मात्रा में ज़रूरत होती है। पर इनकी कमी

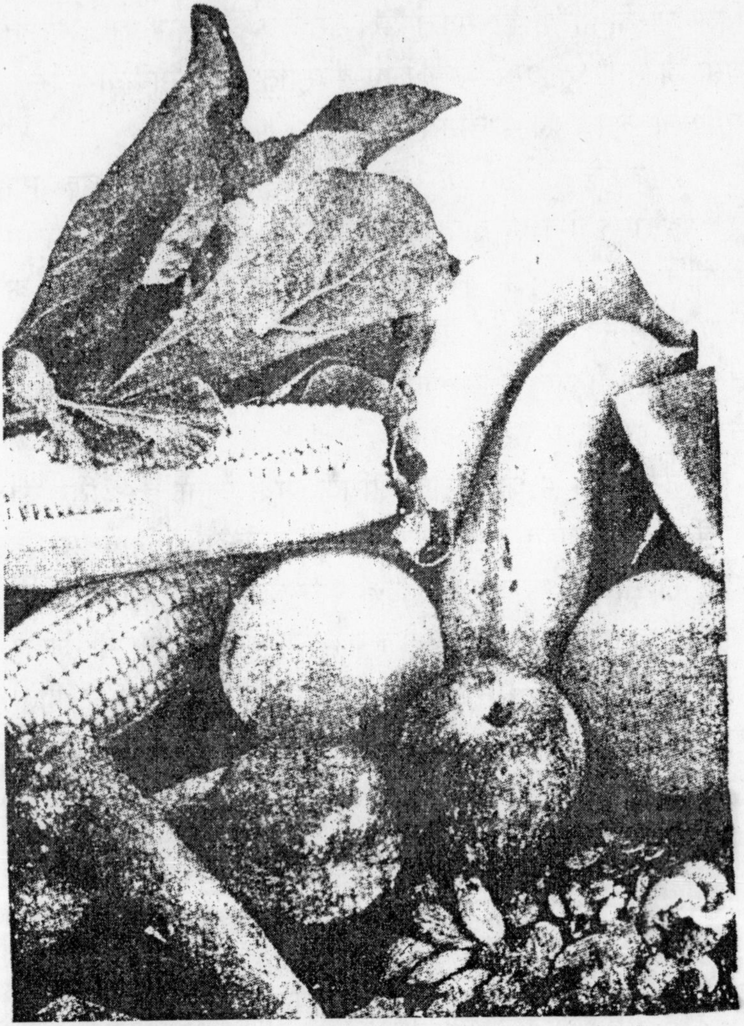

हरी पत्तेदार सब्ज़ियों और पीले फलों में विटामिन 'ए' होता है

से शरीर में बीमारियों से लड़ने की ताकत कम हो जाती है और कई तरह की बीमारियाँ हो जाती हैं। वैसे तो विटामिन हरी पत्तेदार सब्जियों और ताज़े फलों में काफी मात्रा में मिल जाते हैं पर विशेष कमी होने पर डॉक्टर उन्हें अलग से दवा के रूप में देते हैं। आजकल

विटामिनों का इतना प्रचार हो गया है कि लोग दवा की दुकान से अपने आप ख़रीद कर खाने लगे हैं। इस तरह से पैसा तो बेकार होता ही है अधिक विटामिन खाने से नुकसान भी हो सकता है।

विटामिन 'ए' हरी पत्तेदार सब्ज़ियों, पीले फलों जैसे पपीता, आम, गाजर आदि मछली के तेल, मक्खन, अंडे व कलेजी में मिलता है। इस विटामिन से त्वचा स्वस्थ रहती है, तथा नजर ठीक रहती है। यदि इस विटामिन की कमी हो जाए तो रतौंधी हो जाती है। रतौंधी के अलावा आँखों की और कई बीमारियाँ और मूत्राशय में पथरी होने की संभावना बढ़ जाती है। इसकी बहुत कमी होने से आँखों की रोशनी खत्म भी हो सकती है।

विटामिन डी धूप के प्रकाश में त्वचा द्वारा अपने आप बना लिया जाता है। इसके अलावा यह घी, मक्खन, पनीर और दूध में भी होता है। यदि गर्भवती माता को यह ठीक से न मिले तो पेट में पल रहे बच्चे की बढ़ोतरी ठीक से नहीं होती। विटामिन डी की कमी से हड्डियों में सड़न और मुलायम पड़ना भी हो सकता है।

विटामिन ई गेहूँ के अंकुर, दूध, चुकंदर और हरी सब्ज़ियों में पाया जाता है। इसकी कमी से प्रजनन की ताकत में कमी हो सकती है और मांसपेशियाँ कमज़ोर हो सकती हैं।

शरीर में कहीं पर कट जाने पर ख़ून बहने लगता है पर थोड़ी ही देर में यदि घाव बहुत बड़ा नहीं है तो थक्का बन जाने से ख़ून बहना बंद हो जाता है। यह क्रिया हमारे लिए बहुत फ़ायदेमंद है। यदि शरीर में विटामिन के की कमी हो जाए तो थक्का बनने में अड़चन आती है। विटामिन के बंदगोभी, पालक, गोभी, टमाटर, सोयाबीन आदि में पाया जाता है।

विटामिन बी कई प्रकार के होते हैं। यह शरीर के लिए बहुत ज़रूरी होते हैं। विटामिन बी की कमी से खाना ठीक से हज़म नहीं होता, शरीर का वज़न कम होता है। गर्भावस्था में पैरों में ऐंठन और बुढ़ापे में पैरों में जलन, त्वचा, रोग, ख़ून की कमी, थकावट, चक्कर आना आदि हो सकते हैं। विटामिन बी अंकुरित गेहूँ, दूध, पनीर, मटर, सेम, टमाटर, गोभी, दही आदि में पाये जाते हैं।

विटामिन सी शरीर को बीमारियों से लड़ने की ताक़त देता है तथा दाँतों और हड्डियों के विकास और मज़बूती के लिए ज़रूरी है। इसकी कमी से हाज़मा ठीक नहीं रहता, ख़ून की कमी हो जाती है, मसूढ़े फूलते हैं और स्कर्वी नाम की बीमारी हो सकती है। यह विटामिन गर्मी से ख़तम हो जाता है। इसलिए ताज़े फल और कच्ची सब्ज़ियों का इस्तेमाल करना चाहिए। आँवले में विटामिन सी सबसे अधिक पाया जाता है। इसके अलावा यह संतरा, नीबू, टमाटर, अनन्नास, अमरूद में भी पाया जाता है।

खनिज लवण : हमारे शरीर के विकास के लिए खनिज लवण भी बहुत ज़रूरी हैं। शरीर में कई प्रकार के खनिज लवण पाये जाते हैं। इनमें सबसे अधिक मात्रा में कैल्शियम या चूना पाया जाता है। यह हड्डियों तथा दाँतों के बनने और तंत्रिका तंत्र के सही काम करने के लिए ज़रूरी है। कैल्शियम दूध तथा उससे बनने वाली चीज़ों, हरी पत्तेदार सब्ज़ियों, बादाम आदि में पाया जाता है। कैल्शियम के बाद सबसे अधिक मात्रा में फास्फोरस पाया जाता है। फास्फोरस और कैल्शियम आपस में मिल कर हड्डियों और दाँतों को बनाते हैं। फास्फोरस भी दूध और उससे बनने वाली चीजों, बादाम, मुर्ग़ा, मछली, मांस में पाया जाता है। लोहा भी शरीर में ख़ून के लिए ज़रूरी है। ख़ून का लाल रंग इसी के कारण होता

है। यदि शरीर में लोहे की कमी हो जाए तो ख़ून की कमी के साथ-साथ कमज़ोरी, थकान, सिरदर्द आदि हो सकते हैं। लोहा, मांस, अंडा, कलेजी, मुर्ग़ी, मछली, हरी पत्तेदार सब्ज़ियों, चुकंदर, खजूर, बादाम, अमरूद, सेब, केला आदि में पाया जाता है।

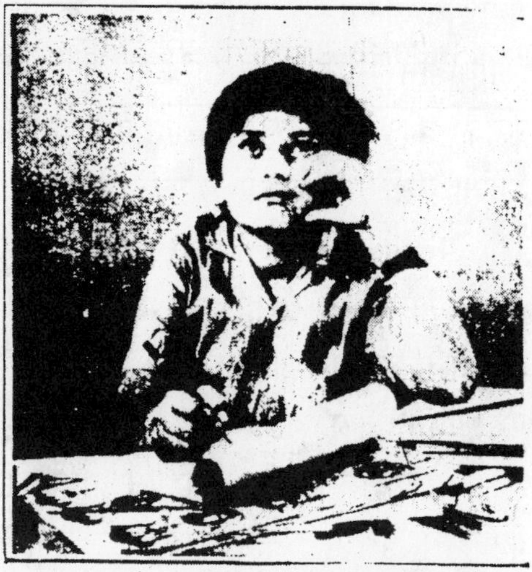

बच्चे के लिए कैल्शियम और फास्फोरस जरूरी है

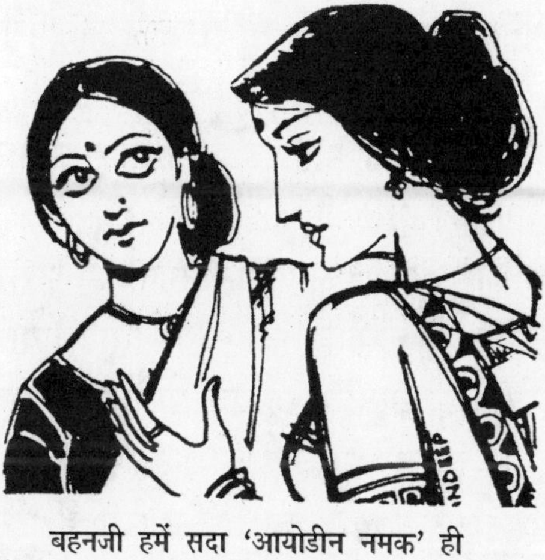

बहनजी हमें सदा 'आयोडीन नमक' ही इस्तेमाल करना चाहिए।

हालाँकि शरीर को बहुत कम आयोडीन की ज़रूरत पड़ती है पर यह ज़रूरी है और उसकी कमी से घेंघा रोग हो जाता है जिसमें गले की थायरायड ग्रंथि में सूजन आ जाती है। इसकी कमी से गर्भ गिरना और तंत्रिका तंत्र में गड़बड़ी हो सकती है। बच्चों की बढ़त और उनके दिमाग़ पर भी इसका बुरा प्रभाव पड़ता है। वैसे तो वनस्पतियों में ज़मीन से आयोडीन ले ली जाती है पर जहाँ ज़मीन में आयोडीन की कमी होती है

वहाँ इसे अलग से देना पड़ता है। आयोडीन को नमक में मिलाकर 'आयोडीन नमक' तैयार किया जाता है। सरकार ने 'आयोडीन नमक' की बिक्री ज़रूरी कर दी है इसलिए साधारण नमक की जगह हमेशा इसी का प्रयोग करना चाहिए।

फ्लोरीन भी दाँतों और हड्डियों के लिए ज़रूरी है पर इसकी अधिकता से फ्लूओरोसिस बीमारी हो जाती है इससे दाँतों और हड्डियों का गलना और टेढ़ापन हो जाता है। यह रोग अधिक बढ़ने पर अपंगता हो जाती है।

मैग्नीशियम की कमी से पाँवों में मरोड़, मांसपेशियों में क़मज़ोरी, घबराहट आदि तकलीफ़ें होती हैं। जस्ते की कमी से घाव जल्दी नहीं भरते और त्वचा के रोग भी हो सकते हैं। ताँबे की कमी से ख़ून में कमी हो जाती है। इनकी बहुत कम मात्रा में ज़रूरत होती है और खाने से इनकी कमी पूरी हो जाती है।

नमक भी खाने का ज़रूरी हिस्सा है और शरीर को इसकी विशेष ज़रूरत होती है। आमतौर से गरम इलाकों में रहने वाले लोगों को बारह से पंद्रह ग्राम नमक की ज़रूरत रोज़ होती है। खाने के लिए हमेशा 'आयोडीन नमक' ही इस्तेमाल करना चाहिए। अगर नमक की कमी हो जाए तो मांसपेशियों में ऐंठन होने लगती है। ऐसा बहुत गर्मी में अधिक पसीना आने के कारण या ज़्यादा दस्तों से हो सकता है। अधिक नमक के प्रयोग से सूजन और हाई ब्लड प्रेशर (उच्च रक्तदाब) हो सकता है, इसलिए जहाँ तक हो सके फलों आदि पर अलग से नमक बुरक कर नहीं खाना चाहिए। गुर्दे की बीमारी में नमक के खाने को बहुत कम कर दिया जाता है। ऐसे में अचार, पापड़ आदि अधिक नमक वाले पदार्थ नहीं खाने चाहिए।

पानी : पानी खाने की तरह ही हमारे शरीर के लिए बहुत ज़रूरी है। खाने के बिना तो आदमी कुछ दिन ज़िंदा रह सकता है पर बिना पानी के एक-दो दिन से ज़्यादा जिंदा रहना संभव नहीं है। हमारे शरीर में पचहत्तर फ़ीसदी तक पानी होता है। अगर इसमें 15 से 20 फ़ीसदी की कमी हो जाए तो मौत भी हो सकती है। पानी हमें तमाम खाने-पीने वाली चीज़ों जैसे ताजे फल, हरी सब्ज़ी, फलों के रस आदि से मिलता है और ऊपर से पानी भी पड़ता है। मौसम और कामकाज के हिसाब से हमें 6 से 8 गिलास पानी रोज़ पीना चाहिए। गर्मी में शरीर को गर्मी से बचाने के लिए पसीना निकलता है इसलिए अधिक पानी की ज़रूरत पड़ती है।

दूसरी सभी चीज़ों की तरह बहुत अधिक पानी पीने से भी लाभ के बजाय हानि होती है और भोजन का पाचन धीमा हो जाता है। पीने के लिए हमेशा शुद्ध और साफ़ पानी का इस्तेमाल ही करना चाहिए। बरसात और गर्मी में जब संक्रामक रोग फैल रहे हों तो पानी को उबाल कर ठंडा करके ही पीना चाहिए। हमारे यहाँ ताँबे के बर्तनों में पानी रखने की परंपरा थी। यह बात वैज्ञानिकों ने भी सही मानी है। अगर पानी को 5-6 घंटे तक ताँबे के बर्तन में रखा जाए तो उसमें मौजूद बहुत से बीमारी पैदा करने वाले बैक्टीरिया मर जाते हैं। पानी को कपड़े की दो तहों से छानकर पीना और ढक कर रखना अच्छी बात है। दुबले लोगों को खाने के बाद, मोटे लोगों को खाने से पहले और सामान्य लोगों को खाने के बीच-बीच में पानी पीना अच्छा रहता है।

खाना पकाना

खाना आदमी के लिए ज़रूरी है पर अगर खाने में कुछ ज़ायका

न आए तो उसे आसानी से खाया नहीं जा सकता। खाने में ज़ायका लाने और कुछ चीज़ों को खाने योग्य बनाने के लिए उन्हें पकाना ज़रूरी हो जाता है। यह तो तय है कि खाने को चाहे जैसे पकाया जाए कुछ न कुछ पौष्टिक तत्त्व नष्ट हो ही जाते हैं इसलिए जो चीज़ें कच्ची खाई जा सकती हैं, उन्हें कच्चा ही खाना चाहिए जैसे पत्ता गोभी, टमाटर आदि।

पकाने के कई तरीके होते हैं। पकाने में कितने पौष्टिक तत्त्व नष्ट होते हैं यह पकाने के तरीके पर निर्भर होता है। आलू, शकरकंद जैसी चीज़ों को छिलके सहित उबालना ठीक रहता है। इसी तरह तरकारियों को पहले धो लेना चाहिए फिर काटना चाहिए। काटने के बाद नहीं धोना चाहिए। जहाँ तक हो सके तरकारियों के बहुत छोटे-छोटे टुकड़े नहीं काटने चाहिए। चावल को कई बार खूब

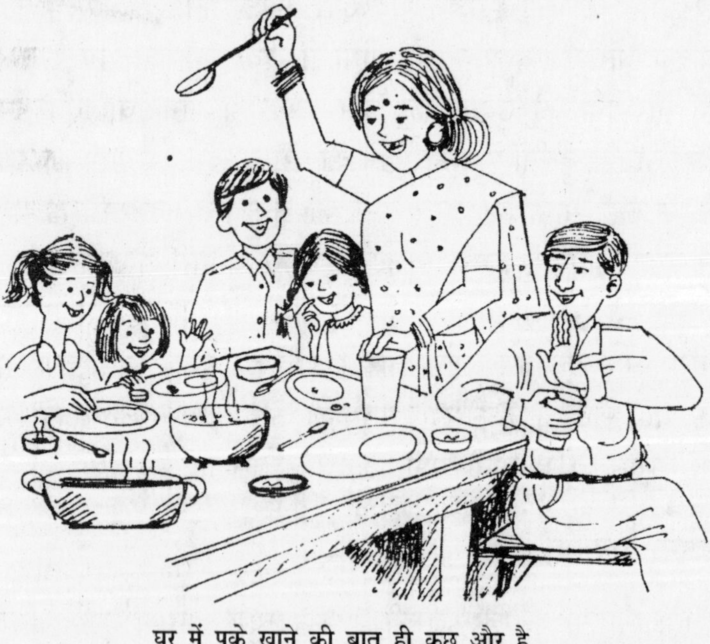

घर में पके खाने की बात ही कुछ और है

रगड़-रगड़ कर धोने से भी उसका पौष्टिक भाग निकल जाता है। पकाई जाने वाली चीज़ को अच्छी तरह ढक कर रखना चाहिए तथा जितना ज़रूरत हो उतना ही पानी डालना चाहिए। धीमी आँच पर देर तक पकाने और तलने-भूनने में पौष्टिक तत्त्व सबसे ज़्यादा नष्ट होते हैं।

खाना पकाने के बर्तन भी सही आकार के होने चाहिए। अल्म्यूनियम के बर्तनों में खाना नहीं पकाना चाहिए इससे बहुत नुकसान होता है।

पकाया हुआ खाना भी ठीक से ढक कर रखना चाहिए ताकि चूहे, मक्खी आदि उसे गंदा न कर सकें। खाना यदि अशुद्ध हो तो उससे कई बीमारियाँ हो सकती हैं। खाना कई प्रकार से दूषित हो सकता है। जैसे अनाज, सब्ज़ी आदि में खेत खलिहान में ही गंदगी मिल सकती है या कीड़े-मकोड़े लग सकते हैं। गाय, भैंस से दूध दुहते समय यदि सफ़ाई का ध्यान न रखा गया या पशुओं को कोई बीमारी हो तो दूध दूषित हो जाएगा। इसी प्रकार मांसाहार करने वाले लोगों को भी बहुत होशियार रहना चाहिए। मांस, मछली आदि में बहुत जल्दी रोग पैदा करने वाले जीवाणु लग जाते हैं। ख़ासकर गर्मी और बरसात में तो मांस का प्रयोग जहाँ तक हो सके नहीं करना चाहिए। अंडों में भी छोटे-छोटे बहुत से छेद होते हैं। इनसे होकर उनमें जीवाणु पहुँच जाते हैं। खाना परोसते समय भी सफ़ाई का ध्यान रखना चाहिए। यदि हम बाज़ार में बिकने वाली मिठाई, चाट, पकौड़ा आदि ख़रीदते हैं तो उसके भी स्वच्छ होने की कोई गारंटी नहीं होती। घर पर तैयार किया सादा, गर्म भोजन ही सर्वोत्तम है। आजकल खाने-पीने की चीज़ों में मिलावट का दौर चल रहा है। मिलावट करने वाले इतने होशियार हो गए

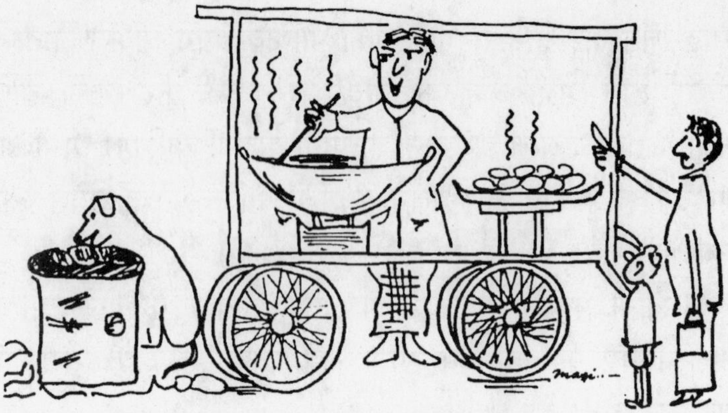

बाज़ार में बिकने वाला सामान अस्वच्छ हो सकता है।

हैं कि बिना प्रयोगशाला जाँच के इनका पता लगाना भी मुश्किल हो गया है। जहाँ तक हो सके सावधान रहना चाहिए और सरकार द्वारा दिए एगमार्क वाली चीज़ें इस्तेमाल करनी चाहिए।

भोजन की मात्रा

हर आदमी को अपनी प्रकृति और मौसम के हिसाब से खाना खाना चाहिए। कुछ लोगों को बहुत भूख लगती है और कुछ को कम। यह हर आदमी के काम के लिहाज़ से भी होता है। ज़्यादा मेहनत का काम करने वाले को ज़्यादा भूख लगती है और आफिस या दुकान में बैठे रहने वाले को कम। जाड़े में भूख अधिक लगती है और गर्मी तथा बरसात में कम। खाना हमें उतना ही खाना चाहिए जो हमारे शरीर को चलाने के लिए ज़रूरी हो।

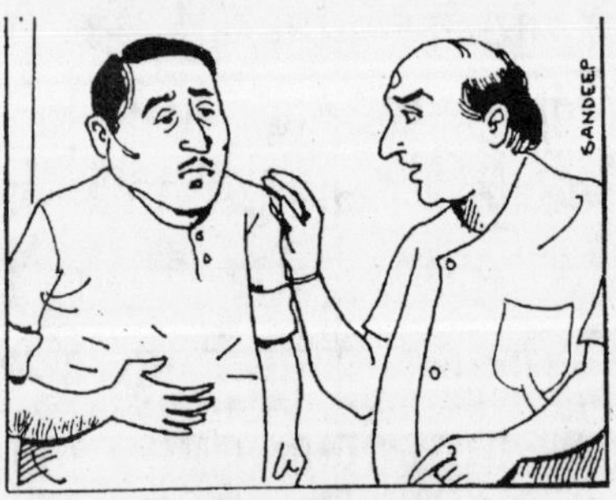

पेट की बीमारी से बचने के लिए अधिक खाना ठीक नहीं है।

मोटापा हज़ारों बीमारियों की जड़ है इसलिए हमें 'जीने के लिए खाना चाहिए, खाने के लिए जीना नहीं चाहिए।' जितना खाना आसानी से पच जाए वही सही मात्रा माननी चाहिए। अगर किसी कारण पहले से खाया भोजन पचा नहीं है तो भोजन नहीं करना चाहिए। सप्ताह में एक दिन के उपवास से पाचन तन्त्र को आराम मिलता है और बीमारियाँ नहीं होती हैं। खाना ज़रूरत से कम खाना भी ठीक नहीं है। अगर ज़रूरत से कम खाया जाए तो कमज़ोरी आ जाती है।

यदि पेट के चार भाग मान लिए जाएँ तो दो भाग आहार, एक भाग पानी और एक भाग ख़ाली छोड़ दिया जाना चाहिए। खाना आराम से और शांत मन से खाना चाहिए। जल्दबाजी में या भय, चिंता, शोक की हालत में खाया भोजन ठीक से पचता नहीं। खाना ख़ूब चबा कर खाना चाहिए। खाना खाते समय अधिक बातचीत करना और हँसना नहीं चाहिए क्योंकि इससे खाना साँस की नली में जा सकता है। बासी और ठंडा खाना नुकसान करता है।

रोग और आहार

पुराने ज़माने से ही हमारे देश के अलग-अलग भागों में खाने और बीमारियों के बारे में बहुत-सी परंपराएँ रही हैं। इनमें से कुछ ठीक हैं और कुछ नहीं। पर अब तो पश्चिमी विद्वान भी इस बात को मानने लगे हैं कि यदि ठीक से भोजन लिया जाए तो बिना दवा के कई रोग ठीक हो सकते हैं। इसी तरह यदि अनाप-शनाप खाते रहा जाय तो चाहे जितनी दवा ली जाय रोग ठीक नहीं हो सकता। हम कुछ रोगों में लाभदायक आहार (पथ्य) और नुकसानदेह आहार (अपथ्य) बता रहे हैं।

अम्ल पित्त (खट्टी डकार)

पथ्य—पुराने चावल, गेहूँ, मक्का, मूँग, करेला, परवल, अंगूर, आँवला, अनार और नीबू की चटनी, गाय का दूध, घी, शहद।

अपथ्य—बहुत खट्टे, कड़ुवे, तले, भुने पदार्थ, दही, अरहर की दाल, उड़द, मटर, ताज़ा गुड़, नमक।

खाँसी, दमा

पथ्य—पुराने शालि चावल, पुराना गेहूँ, चना, मूँग, अरहर, लहसुन, गरम पानी, बैंगन, दालचीनी, अंगूर, शहद, दूध।

अपथ्य—ठंडा पानी, मछली, कंद (जैसे आलू-घुइयाँ), सरसों, दही, मैदा, तले भुने या अधिक चिकनाई वाले खाने।

उल्टी

पथ्य—शालि चावल, धान का लावा, उड़द, ताजा धनिया, पालक, नीबू, अनार, ताज़ा ठंडा पानी, शक्कर, अंगूर, लौंग, पके आम आदि।

अपथ्य—अरुचिकर आहार (जो अच्छा न लगे), गरम पानी, लहसुन।

आमवात (गठिया-बाई)

पथ्य—पुराने चावल, मूँग, चना, अरहर, गेहूँ, मक्का, परवल, बैंगन, मेथी, करेला, लहसुन, अंजीर, गरम पानी, दही का तोड़।

अपथ्य—दही, मांस, गुड़, उड़द, भैंस का दूध, भारी भोजन।

कान की बीमारियाँ

पथ्य—पुराना चावल, गेहूँ, मक्का, मूँग, अरहर, परवल, ककड़ी घी।

अपथ्य—तले, भुने अधिक चिकनाई वाले खाने और कफ वर्द्धक आहार।

गर्भावस्था में आहार

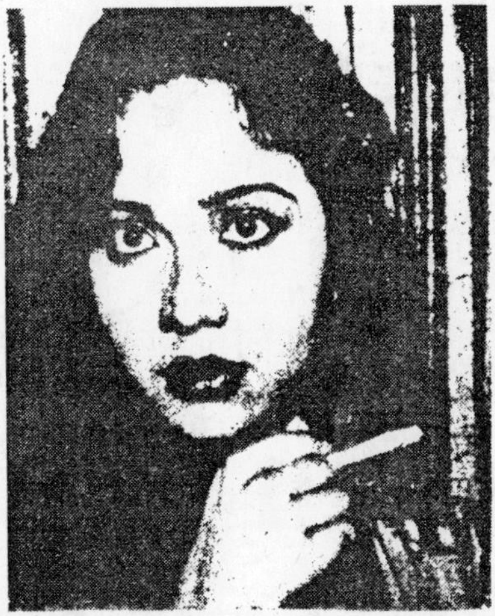

गर्भावस्था में क्या खाना चाहिए और क्या नहीं, यह देश के हर भाग में अलग-अलग तरह से देखा जाता है। जो बातें चलन में हैं उनमें से कुछ गलत हैं पर कुछ सही हैं तथा आयुर्वेद के आधार पर खरी उतरती हैं। ऐलोपैथी इनमें से अधिकांश बातों को नहीं मानती है। पर आयुर्वेद के आधार पर गर्भवती महिला को बैंगन, कच्चा केला, परवल, गेहूँ, शालि चावल, दूध और मक्खन लाभदायक है। गर्भवती स्त्री को ख़ुश रहना चाहिए। तेल मालिश, नियम से नहाना, कपूर, चंदन का लेप और मुलायम बिस्तर पर सोना गर्भवती के लिए लाभदायक है।

गर्भवती स्त्री को बहुत गरम, बहुत तेज़ और भारी भोजन (जैसे अधिक-चिकनाई वाले खाने) नहीं लेना चाहिए। उसे उपवास, रात में जागने, पुरुष से संबंध, ग़ुस्सा, दुःख और अफ़सोस करने से बचना चाहिए।

जल्दी-जल्दी (फास्ट फूट)

आजकल टेलीविजन, सिनेमा और पत्र-पत्रिकाओं में विज्ञापनों से आइसक्रीम, चिप्स, कोका कोला, डालडा और स्क्वेश आदि का

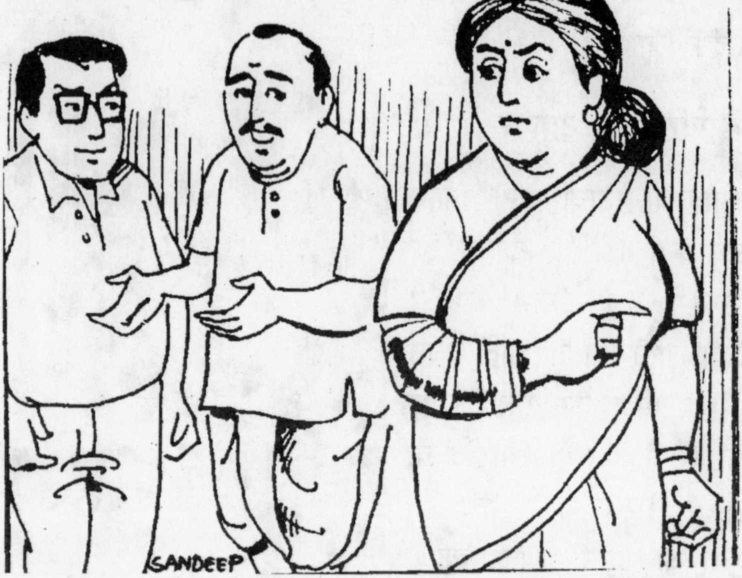

परम्परागत भारतीय भोजन पौष्टिक होते हैं।

धुआँधार प्रचार किया जा रहा है तथा पश्चिमी खानों जैसे बर्गर और पिज्जा आदि को बेहतर बताया जा रहा है। ये सभी विज्ञापन बिल्कुल झूठे और निर्माताओं को फ़ायदा पहुँचाने के लिए किए जा रहे हैं। ये सभी चीज़ें सेहत को नुकसान पहुँचाती हैं।

परंपरागत भारतीय भोजन चाहे वे किसी प्रदेश के हों, पौष्टिकता में किसी से पीछे नहीं हैं, बल्कि पश्चिमी खाद्यों से अच्छे ही हैं। यदि हम घर पर बनाए ताज़े गर्म खाने, हरी सब्ज़ी, मौसमी फलों का उपयोग करें, आवश्यकता भर भोजन करें तथा मानसिक अवगुणों और नशों से बचे रहें तो न केवल स्वस्थ रहेंगे बल्कि बीमारियों से दूर रहेंगे। 'कम खाना और गम खाना' तथा 'मोटा खाना और मोटा पहनना' जैसी कहावतें आज भी सेहत की कुंजी हैं।

तालिका क : खाद्य पदार्थों में भोजन तत्वों की मात्रा

खाद्य पदार्थ	जल (प्रतिशत)	प्रोटीन (प्रतिशत)	वसा (प्रतिशत)	कार्बोहाइड्रेट (प्रतिशत)	खनिज (प्रतिशत)	विटामिन	प्रति 100 ग्राम से प्राप्त कैलोरी
बादाम	5.2	20.8	58.9	10.5	2.9	बी, ए	655
मूंगफली	7.9	26.7	40.1	20.3	1.9	ए, बी	541
सेब	85.9	0.3	0.1	13.4	0.3	बी, सी, ए	56
केला	61.5	1.3	0.2	36.4	0.7	बी, सी, ए	153
आम	86.4	0.6	0.1	11.8	0.3	ए, सी	50
नीबू	84.6	1.5	1.0	10.9	0.7	ए, सी	59
नारंगी	87.8	0.9	0.2	10.6	0.4	ए, बी, सी	49
तरबूज	95.7	0.1	0.2	3.8	0.2	सी	17
पपीता	89.6	0.5	0.1	6.5	0.2	ए, सी	28
बेर	85.1	0.8	0.1	12.8	0.4	सी	56
प्याज	87.6	0.9	3.0	8.9	0.8	सी	41
बकरे का मांस	71.9	18.5	13.3	......	1.3	ए, बी, सी	194
अंडा	73.7	13.3	13.3	......	1.0	ए	173
दूध (गाय का)	87.6	3.3	3.6	4.8	0.7	ए, बी, सी	65
दूध (भैंस का)	81.0	4.3	8.8	5.1	0.8	ए	117
गुड़	3.9	0.4	1.0	95.0	0.6	ए, बी, सी	383

टिप्पणी–दोनों तालिकाओं में विटामिनों का क्रम उनकी मात्राओं के अनुसार है

तालिका ख : खाद्य पदार्थों में भोजन तत्वों की मात्रा

खाद्य पदार्थ	जल (प्रतिशत)	प्रोटीन (प्रतिशत)	वसा (प्रतिशत)	कार्बोहाइड्रेट (प्रतिशत)	खनिज (प्रतिशत)	विटामिन	प्रति 100 ग्राम से प्राप्त कैलोरी
गेहूँ	12.8	11.8	1.5	71.2	1.5	ए, बी	340
जौ	12.5	11.5	1.2	69.3	1.5	बी	335
चना	9.8	17.1	5.3	61.2	2.7	ए, बी	361
चावल	12.2	8.5	0.6	78.0	0.7	ए, बी	351
मूंग	10.4	24.0	1.3	56.6	3.6	ए, बी	334
उर्द	10.9	24.0	1.4	60.3	3.5	ए, बी	350
अरहर	15.2	22.3	1.7	57.2	3.6	ए, बी	333
सोयाबीन	10.0	40.0	20.0	26.0	4.0	ए, बी	432
आलू	74.7	1.6	0.1	22.9	0.6	ए, बी, सी	99
शकरकंद	71.4	1.2	0.3	26.5	0.6	ए	132
अरवी	73.1	3.0	0.1	22.1	0.7	ए, बी, सी	101
गाजर	86.0	0.9	0.1	10.7	1.7	ए, बी, सी	47
बैंगन	91.5	0.3	0.3	6.4	0.5	ए, बी, सी	34
सेम	82.4	4.5	0.1	10.0	1.0	सी	59
लौकी	96.3	0.2	0.1	2.0	0.5	ए, सी	13
गोभी	89.4	3.5	0.4	5.3	1.4	ए, बी, सी	39
कटहल	84.0	2.6	0.3	9.4	0.9	ए, सी	51
आँवला	81.2	0.5	0.1	14.1	0.7	सी	59

बच्चों की देखभाल

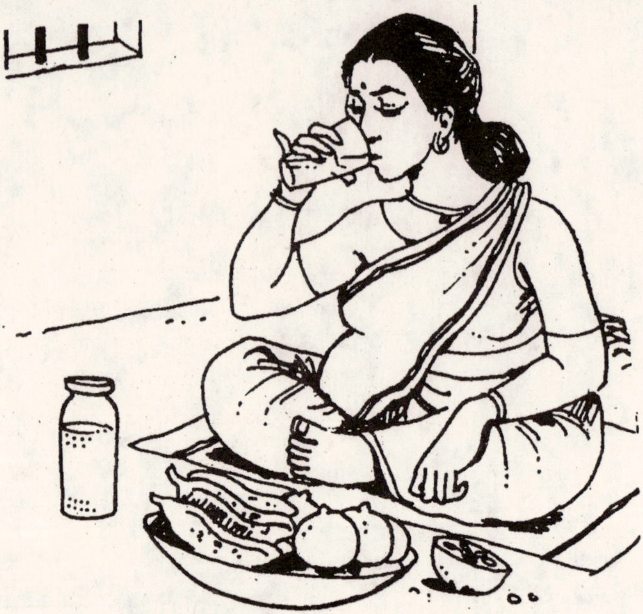

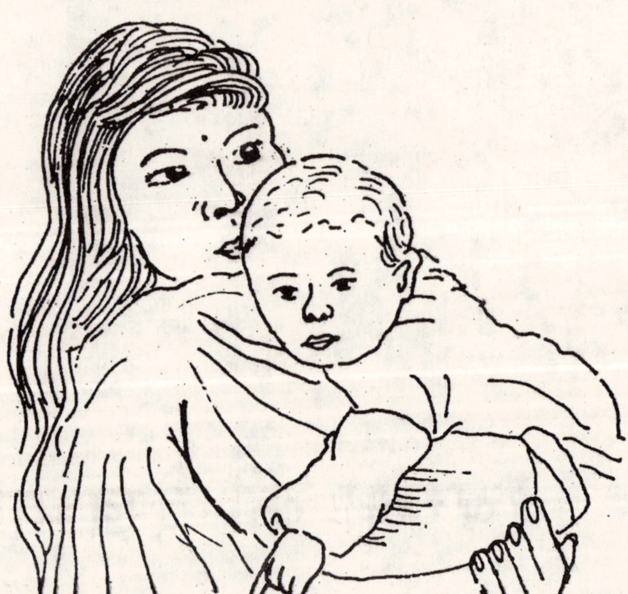

बच्चों की देखभाल

बच्चे किसी भी राष्ट्र की भावी संपदा होते हैं इसलिए उनके स्वास्थ्य पर ध्यान देना प्रत्येक जागरूक नागरिक का कर्तव्य है क्योंकि स्वस्थ बच्चे ही आगे चलकर राष्ट्र की ज़िम्मेदारी साहसपूर्वक निभा सकते हैं।

प्रत्येक मानव शिशु के रूप में जन्म लेता है और धीरे-धीरे विकसित होकर पूरा आदमी बनता है। शिशु के विकास की कहानी माँ के गर्भ में आने पर शुरू होती है। गर्भ धारण करने के बाद गर्भाशय में धीरे-धीरे शिशु बढ़ता है। नौ माह तक गर्भाशय में रहने के बाद बच्चे का जन्म होता है। जन्म के बाद लगातार उसकी बढ़त होती रहती है। शुरू में 6-7 वर्ष की उम्र तक यह बढ़त काफ़ी तेज़ी से होती है। जवानी आने पर शारीरिक बढ़त कुछ धीमी हो जाती है। एक स्वस्थ बच्चे का भार जन्म के समय लगभग 2 से 3 कि. ग्रा. तक होता है और उसकी लंबाई 40 से 50 से. मी. तक होती है। यद्यपि भार और लंबाई में माँ-बाप के आनुवांशिक (खानदानी) गुणों का असर भी पड़ता है।

बच्चे के दाँतों का विकास दो तरह से होता है। पहले दूध के दाँत निकलते हैं, जो कुछ समय बाद अपने-आप ही गिर जाते हैं। दूध के दाँत 20 होते हैं। पक्के दाँत 32 होते हैं और ये दूध के दाँतों के गिरने के बाद धीरे-धीरे निकलते हैं।

जन्म के बाद बच्चा 20 से लेकर 23 घंटे तक सोता है। 6 माह का बच्चा 18 घंटे, एक वर्ष की आयु का बच्चा 14-16 घंटे, 5 वर्ष की आयु का 10 से 12 घंटे तथा 16 वर्ष का किशोर 9-10 घंटे सोता है।

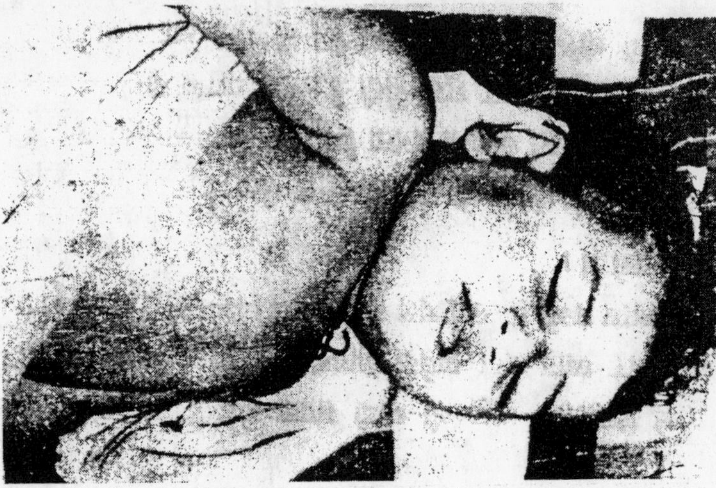

एक वर्ष का बच्चा 14-16 घंटे सोता है

दो से तीन महीने का होने पर बच्चा अपनी माँ को पहचानने लगता है। जन्म के बाद ही वह भूख लगने पर स्तन चूसना शुरू कर देता है। आमतौर पर दूसरे महीने में वह हँसने लगता है, तीसरे महीने में हाथ-पैर चलाने लगता है, पाँचवें महीने में चीज़ों को हाथ से पकड़ने लगता है और छठे माह में आसपास की चीज़ों को पहचान कर पकड़ लेता है। आठवें महीने में वह आवाज़ करने लगता है और एक वर्ष का होने पर मामा, पापा, दादा आदि बोलने लगता है। दूसरे वर्ष में अधिक बोलने लगता है और पाँच वर्ष का होने तक अपनी बात भी पूरी तरह कहने लगता है।

बच्चे को स्वस्थ रखने के लिए गर्भावस्था के दौरान ही माँ

को पौष्टिक भोजन खिला देते रहना चाहिए। इसी अवस्था में माँ को टिटनेस के टीके भी लगवा देने चाहिए। गर्भवती स्त्री को इन दिनों पहले की अपेक्षा अपने भोजन में एक चौथाई मात्रा अधिक बढ़ा देनी चाहिए। शिशु जन्म के तुरंत बाद भी माँ को अधिक मात्रा में प्रोटीन और विटामिन वाले आहार की ज़रूरत होती है। इसलिए माँ के आहार में शाक-भाजी, फल और दूध काफ़ी मात्रा में होना चाहिए।

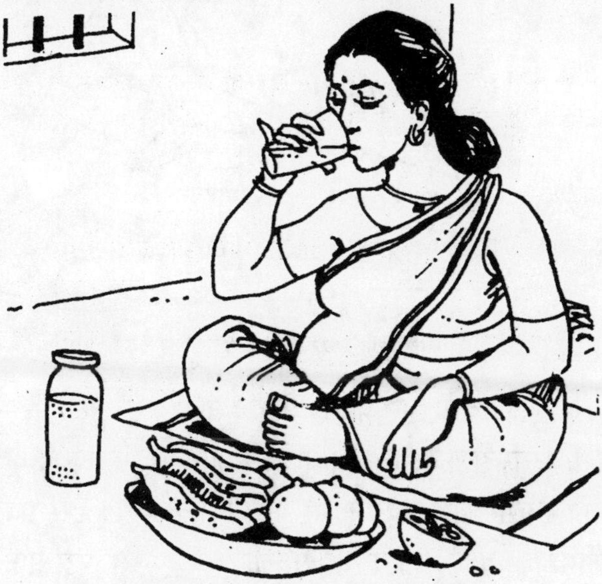

गर्भवती स्त्री को फल और दूध लेना चाहिए

छोटे बच्चे की देखभाल

जन्म होने के तुरंत बाद बच्चे को नहलाना चाहिए। इसके लिए गुनगुना पानी इस्तेमाल करना चाहिए। नहाने के बाद बच्चे को साफ़-सुथरे नरम कपड़े में पलेट कर रखना चाहिए, लेकिन यह ध्यान

रखना चाहिए कि बच्चे का मुँह खुला रहे। बच्चे को हर दिन नहलाना चाहिए। नहाने के बाद बच्चे को अच्छी नींद आती है। नहाने के लिए साबुन के बजाय यदि शिकाकाई का उबटन इस्तेमाल करें तो त्वचा अधिक साफ़ और मुलायम रहेगी। शिकाकाई खुजली भी ख़त्म कर देती हैं।

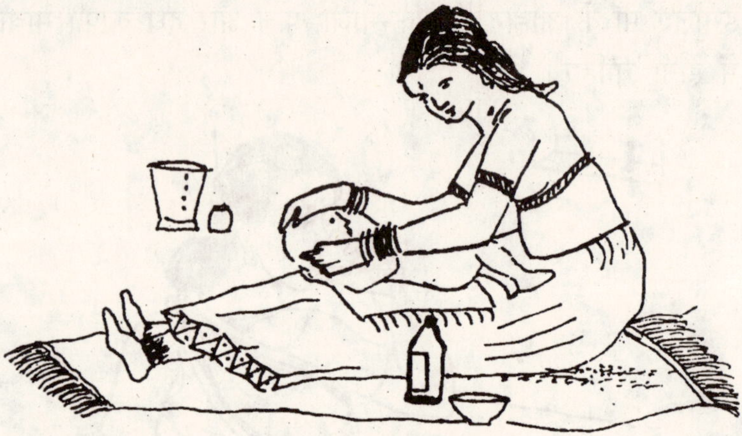

बच्चे को उबटन लगाना चाहिए

बच्चे की त्वचा पर क्रीम और दूसरे किस्म की मरहमों का प्रयोग सोच-समझ कर ही करे। ये क्रीम और मरहम फ़ायदे के बजाय बच्चे की त्वचा को नुकसान भी पहुँचा सकते हैं। इस प्रकार की कई क्रीमों से बच्चे की त्वचा पतली होकर उस पर सफेद दाग भी उभर सकते हैं। इसलिए बिना डॉक्टर से पूछे बच्चे की त्वचा पर क्रीम या मरहम का लेप न करें।

जहाँ तक हो सके बच्चे की त्वचा पर पाउडर भी न लगाएँ। यदि कभी ज़रूरी लगे भी तो नहाने के बाद बच्चे की त्वचा पर पाउडर छिड़कने में सावधानी बरती जानी चाहिए। बच्चे को गद्दी पर लिटाकर बहुत ऊपर से पाउडर नहीं छिड़कना चाहिए। ऐसा

करने पर काफ़ी सारा पाउडर बच्चे की नाक व गले से होकर फेफड़ों को क्षति पहुँचा सकता है। आगे चलकर बच्चे को खाँसी या बलगम की शिकायत भी हो सकती है। इसलिए बच्चे को पाउडर लगाने का सबसे अच्छा तरीका यह है कि कुछ पाउडर पहले अपनी हथेली पर अलग से निकाल लें। इस पाउडर को बाद में साफ़ उंगलियों या पफ़ के ज़रिये बच्चे के बदन पर लगाना शुरू करें। बच्चे के मलद्वार के आसपास, जांघों के बीच और बगलों में अच्छी तरह पाउडर लगाएँ। बार-बार टट्टी-पेशाब करने पर ये स्थान ज़्यादा नम हो जाते हैं। दुबारा पाउडर लगाते समय पहले वाले गंदे पाउडर की सफ़ाई कर लें नहीं तो फ़ायदे के बजाय नुकसान हो सकता है। बच्चे की त्वचा पर बहुत अधिक साबुन भी नहीं मलना चाहिए।

नहाने के बाद बच्चे को ऐसा कपड़ा पहनाना चाहिए जो साफ़ व ढीला हो। बच्चे पर कपड़ा कसना नहीं चाहिए। कपड़ों को धोने के बाद यदि उन पर नीम का धुआँ दे दिया जाए तो खटमल और मच्छर बच्चे के पास नहीं आते हैं। बच्चे का बिछौना, चादर और तकिया भी नरम और आरामदेह होना चाहिए। बच्चे के लिए कपड़े मौसम के हिसाब से तय करने चाहिए। हर माँ अपने बच्चे को एक सुंदर खिलौने के रूप में देखना चाहती है। इसलिए वह बढ़िया से बढ़िया कपड़ा अपने बच्चे को पहनाती है। फिर भी कपड़े पहनाते हुए यह ध्यान रखें कि बच्चे के कपड़े न अधिक ढीले हों और न ही कसे हों। गर्मी में हल्के रंगों के सूती कपड़े और जाड़ों में गहरे रंगों के ऊनी कपड़े पहनाएँ। रेशमी कपड़े बच्चों को न पहनाएँ। बच्चों के सिर पर टोपी भी कस कर नहीं बाँधनी चाहिए। इसी तरह हर समय बच्चों के पैरों में जूते व मोज़े भी नहीं पहनाए रखने

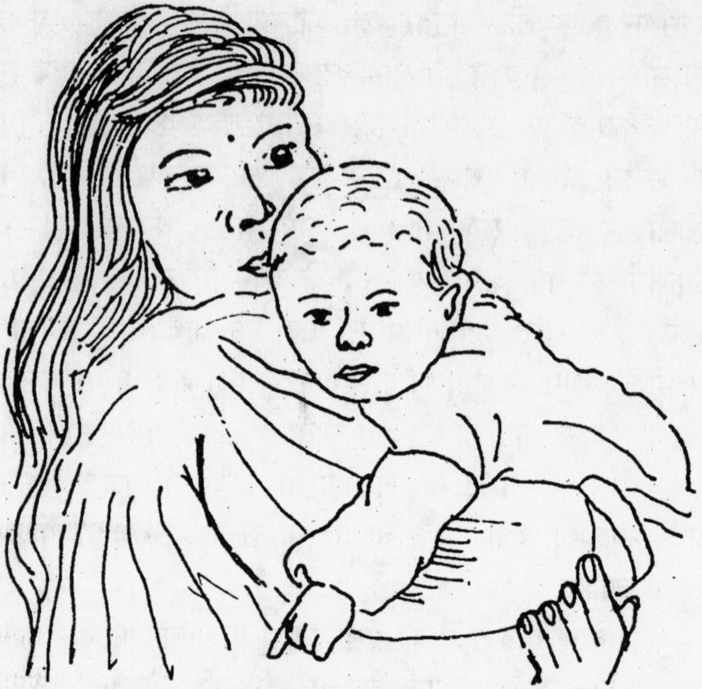

बच्चे के कपड़े मौसम के हिसाब से होने चाहिए

चाहिए। बच्चों के गले या कमर आदि में लेस बाँधते समय यह ध्यान रखें कि गाँठ हलकी बाँधी जाए।

माँ का दूध

जन्म होने के तुरंत बाद माँ को चाहिए कि वह बच्चे को अपना दूध पिलाना शुरू कर दे। शुरू-शुरू में स्तनों से थोड़ा-सा खीस (कोलोस्ट्रम) निकलता है, जिसे कुछ माताएँ यह सोचकर कि खीस बच्चे को नुकसान करेगा, एक-दो दिन तक बच्चे को दूध नहीं पिलाती हैं। ऐसा सोचना ग़लत है। खीस में काफ़ी प्रोटीन और बीमारियों से लड़ने वाले तत्त्व मौजूद रहते हैं। ये तत्त्व छूत के रोगों

से बच्चे की रक्षा करने में मदद देते हैं। इसलिए पहले दिन से ही बच्चे को स्तनपान कराना ज़रूरी है।

प्रसव के तीसरे या चौथे दिन से माँ के स्तनों से सामान्य दूध आना शुरू हो जाता है। दूध की मात्रा बढ़ जाती है और स्तनों में तनाव आ जाता है। बच्चे के दूध पीने से यह तनाव कम हो जाता है। इस समय बच्चे को उसकी भूख के अनुसार दिन में छः से आठ बार तक दूध मिलना चाहिए। दूध हर बार दोनों स्तनों से पिलाना चाहिए। रात में भी बच्चे को दूध पीने देना चाहिए।

बच्चा लगभग पाँच मिनट में एक स्तन से आवश्कतानुसार दूध पी लेता है लेकिन स्तनों को चूसने में उसे आनंद मिलता है, इसलिए उसे कुछ देर तक इन्हें चूसने देना चाहिए। प्रायः 15-20 मिनट तक का स्तनपान बच्चे के लिए काफ़ी होता है।

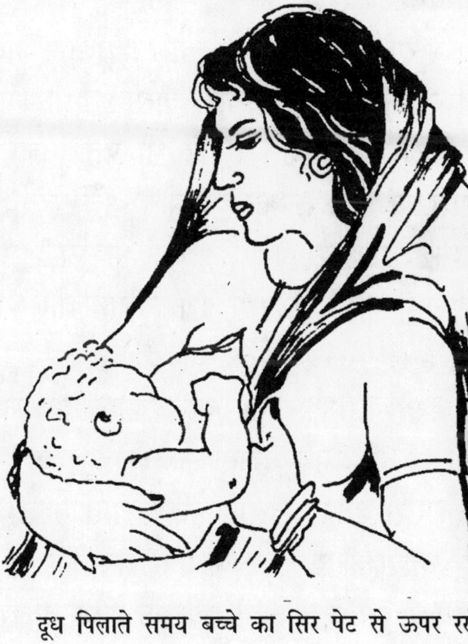

दूध पिलाते समय बच्चे का सिर पेट से ऊपर रखें

दूध पिलाते समय यह ज़रूरी है कि माँ और बच्चा दोनों की स्थिति आरामदेह हो। माँ का मन शांत और प्रसन्न रहना चाहिए। दूध पिलाते हुए हड़बड़ी नहीं करनी चाहिए। माँ बैठकर बच्चे को गोद में लेकर दूध पिला सकती है। माँ को सीधा बैठकर थोड़ा-सा आगे की ओर झुक जाना चाहिए। ज़रूरत पड़ने पर बच्चे के नीचे अपना हाथ, गद्दी या तकिया रखना चाहिए, ताकि उसका मुँह आसानी से स्तन तक पहुँच सके। दूध पीते समय बच्चे का सिर उसके पेट से थोड़ा ऊँचाई पर होना चाहिए। बच्चे को बीमारी से बचाने के लिए स्तनों की सफ़ाई का ध्यान रखना भी ज़रूरी है। हर बार दूध पिलाने से पहले माँ को अपने हाथ और स्तन अच्छी तरह धो लेने चाहिए। दूध पी चुकने के बाद भी स्तनों को धोकर उन्हें साफ़ कपड़े से पोंछ देना चाहिए। ऐसा करने से चुचूकों पर ज़ख़्म भी नहीं बनेगा।

माँ के दूध में बच्चे के लिए सिर्फ़ भोजन ही नहीं बल्कि बीमारी से बचने के तत्त्व भी होते हैं। प्यार, वात्सल्य और ममता सभी कुछ होता है। हाल की खोजों से यह भी पता चला है कि माँ का दूध पीने वाले बच्चे, ऊपर का दूध पीने वाले बच्चों की अपेक्षा अधिक बुद्धिमान व स्वस्थ होते हैं। यह भी सिद्ध हुआ है कि बच्चेदानी और स्तन कैंसर के रोग दूध पिलाने वाली माताओं में बहुत कम होते हैं।

स्तनपान करते समय बच्चा बहुत कम हवा निगलता है। इसलिए उसे डकार की आवश्यकता नहीं होती। यदि बच्चा दूध उलट देता है तो उसे डकार दिलाने की ज़रूरत पड़ती है। डकार दिलाने के लिए बच्चे को उठाकर कंधे से लगाते हैं और कुछ ही क्षणों में उसे डकार आ जाती है। हवा के साथ डकार के समय

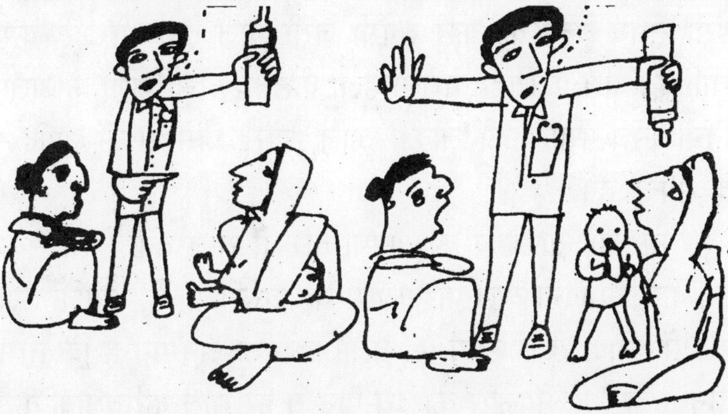

मां का दूध बच्चे के लिए सबसे अच्छा है।

बच्चे के मुँह में कुल्ला भर दूध भी आ सकता है, इससे घबराना नहीं चाहिए। दूसरी ओर कुछ बच्चे दूध उलटते ही रहते हैं। ऐसे बच्चों की बढ़ोत्तरी प्रायः ठीक-ठाक होती है। ये बच्चे वास्तव में अनजाने में अधिक दूध पीते रहते है। इसलिए अतिरिक्त दूध उल्टी में बाहर आता रहता है। इस बात की जानकारी माँ को होनी चाहिए, ताकि वह चिंता में न पड़े। जब बच्चा ठोस आहार लेना शुरू करता है तब यह आदत छूट जाती है।

स्तनपान कराने वाली माताओं को प्रसव के कुछ माह बाद तक परिवार नियोजन वाली गोलियाँ नहीं खानी चाहिए, क्योंकि इन गोलियों से दूध कम बनता है। इस दौरान वे किसी अन्य गर्भ निरोधी साधन का प्रयोग कर सकती हैं। वैसे दूध पिलाने वाली महिला को चार-छः महीने तक तो गर्भ नहीं ठहरता है।

बच्चे को कम से कम आठ महीने तक अपना दूध ज़रूर पिलाना चाहिए। अधिकांश माताओं को काफ़ी दूध बन जाता है, जिससे शुरू के चार-छः महीनों में बच्चे की ख़ूब शारीरिक वृद्धि होती है। इस समय बच्चे का वज़न 6 किलोग्राम तक हो जाता है। लगभग

इसी समय बच्चे को कुछ लपसी जैसी चीज़ें देना भी शुरू करना चाहिए। दाल, खिचड़ी, मसला हुआ केला व अन्य फलों के अलावा बिना मिर्च-मसाले की लौकी, आलू, तोरई जैसे सब्ज़ी आदि भी दे सकते हैं।

माँ चाहे तो बच्चे को अपना दूध दो साल तक पिला सकती है। कम आमदनी वाले परिवारों में यह ज़रूरी भी है, क्योंकि ऊपरी दूध में ज़्यादा ख़र्चा होता है। वैज्ञानिकों का अनुमान है कि तीसरी दुनिया के देशों में ऊपर का दूध पीने से हर साल करीब एक करोड़ बच्चे बीमार पड़ जाते हैं। भारत जैसे ग़रीब देश में बोतल से दूध पीने वाले बच्चे माँ का दूध पीने वाले बच्चों की अपेक्षा तीन गुना अधिक बीमार होते हैं। ऊपर का दूध पीने वाले बच्चे को माँ के दूध से प्राप्त हो सकने वाले शरीर रक्षक तत्त्व भी नहीं मिलते, इसीलिए वह बार-बार बीमार पड़ सकता है। ऊपर का दूध कुछ समय तक रखने पर उसमें जीवाणु पैदा हो जाते हैं, जिससे बच्चे को दस्त लग जाते हैं। माँ के दूध में यह बात नहीं है। माँ के स्तन साफ़ और सुरक्षित होते हैं और बच्चे को दूध हर समय ठीक तापमान पर मिल जाता है।

बोतल से दूध पिलाने के पहले प्रत्येक बार बोतल और निप्पल को साफ़ करके ठीक से उबाला न जाए तो उसमें जीवाणु पैदा हो सकते हैं, जिससे बच्चा बीमार पड़ सकता है। बोतल और निप्पल को हर बार दूध पिलाने के बाद साबनु के पानी और ब्रुश से साफ़ करना चाहिए। इन्हें दूध पिलाने से पहले हर बार दस मिनट तक पानी में उबालना चाहिए। इसी प्रकार यदि पाउडर का दूध बनाने के लिए उबला हुआ पानी प्रयोग में न लाया जाए तो बच्चा बीमार हो सकता है। बार-बार बीमार होने पर बच्चा कुपोषण का शिकार

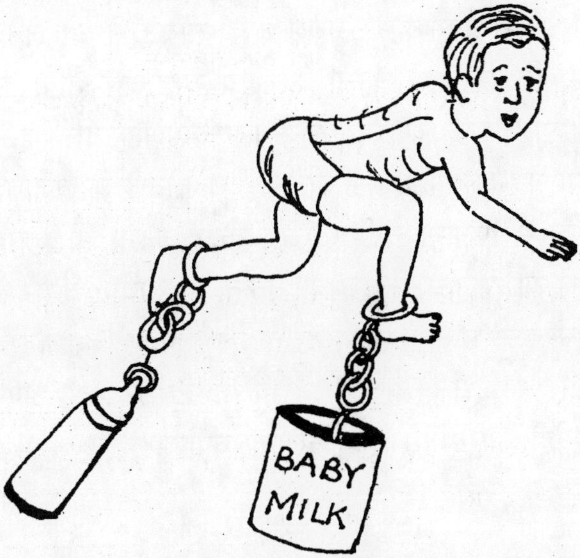

डिब्बा बन्द दूध बच्चे के लिए नुकसानदेह हो सकता है

होकर मर भी सकता है।

ऊपरी दूध, ख़ासकर पाउडर का दूध बहुत मँहगा होता है ओर अक्सर माताएँ बच्चों को अधिक पानी मिलाकर दूध पिलाती हैं, जिससे बच्चा कुपोषण का शिकार हो जाता है और उसकी शारीरिक बढ़त ठीक से नहीं हो पाती। ऊपर का दूध पीने वाले बच्चे के मानसिक स्वास्थ्य पर भी असर पड़ सकता है। इसलिए सभी माताओं को अपना ही दूध पिलाना चाहिए। अपना दूध पिलाने में किसी प्रकार की शर्म या पिछड़ापन नहीं महसूस करना चाहिए। समय से पहले पैदा हुए या बहुत कमज़ोर बच्चे भी आम तौर से माँ का दूध पी सकते हैं।

यदि डॉक्टर की सलाह पर विशेष परिस्थितियों में ऊपर का दूध देना ही पड़े तो पाउडर के बजाय गाय या अच्छी डेयरी का दूध पिलाएँ। यह दूध सस्ता भी पड़ता है। माँ को दूध पिलाने से

पहले हर बार अपने हाथ अच्छी तरह साबनु से धो लेने चाहिए तथा दूध पिलाने वाले बर्तनों को ख़ूब रगड़ कर साफ़ कर लेना चाहिए। पाउडर का दूध बनाने के लिए हमेशा उबाला हुआ पानी ही प्रयोग करना चाहिए। ऊपर का दूध बोतल के बजाय कटोरी या चम्मच से पिलाना चाहिए। जब बच्चा बैठना सीख जाए, तब वह प्याले या गिलास से दूध पी सकता है। प्रयोग करने से पहले इन बर्तनों को भी उबाल सकते हैं।

ऊपर का दूध पिलाते समय भी माँ को बच्चे को अपनी गोद में लेकर ही आराम से दूध पिलाना चाहिए।

ठोस आहार

चार महीने का हो जाने पर बच्चे को सूजी, दाल-चावल की खीर, मसला हुआ केला या आलू दे सकते हैं। शुरू-शुरू में लपसी जैसे

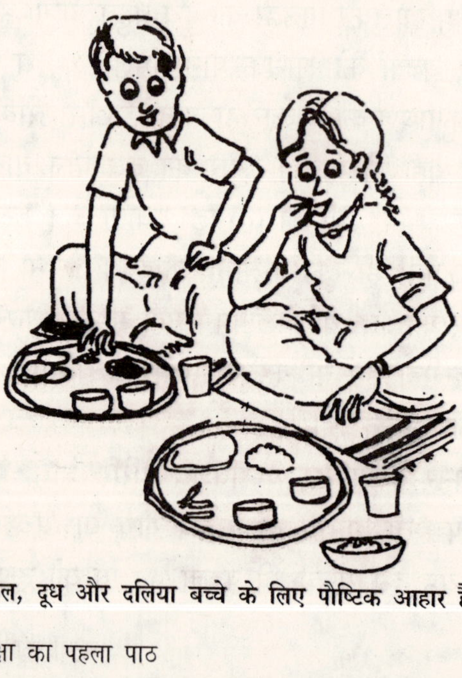

फल, दूध और दलिया बच्चे के लिए पौष्टिक आहार हैं।

आहार की मात्रा एक या दो चम्मच से शुरू करनी चाहिए। 6 माह का हो जाने पर बच्चे को दाल, चावल का मांड़ और मसली हुई सब्ज़ियाँ दी जा सकती हैं। बच्चे को थोड़ा-थोड़ा खाना दिन में कई बार देना चाहिए। एक वर्ष को होने तक बच्चा सभी कुछ खाना सीख जाता है। माँ का दूध धीरे-धीरे छुड़ाना चाहिए। अचानक माँ का दूध छुड़ाने पर बच्चे के मन पर बुरा प्रभाव पड़ता है। दूध छुड़ाने की अवधि तीन से पाँच सप्ताह तक हो सकती है।

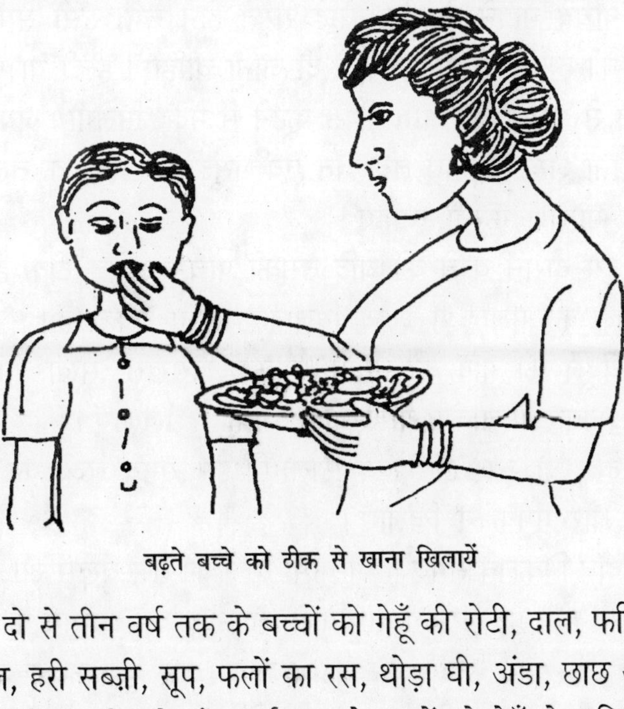

बढ़ते बच्चे को ठीक से खाना खिलायें

दो से तीन वर्ष तक के बच्चों को गेहूँ की रोटी, दाल, फलियाँ, चावल, हरी सब्ज़ी, सूप, फलों का रस, थोड़ा घी, अंडा, छाछ आदि देना चाहिए। तीन से पाँच वर्ष तक के बच्चों को गेहूँ के अतिरिक्त बाजरा, ज्वार, मकई की रोटी, दालें, चावल, फल, गोभी, आलू, बैंगन, दही, छाछ, हरी सब्ज़ियाँ, थोड़ा मिर्च-मसाला, सूखा मेवा, घी तेल, साबूदाना, मूली, टमाटर, नींबू, अंडा और मछली खाने को दें।

दाँत आना

बच्चा जब सात महीने का हो जाता है, तब उसके दाँत निकलने शुरू हो जाते हैं। सातवां या आठवाँ महीना दाँत निकलने के लिए ठीक माना जाता है। दाँत मसूढ़ों को फोड़कर बाहर आते हैं, इसलिए इस दौर में बच्चे को काफ़ी कष्ट होता है। दाँत निकलते समय अधिकांश बच्चों को दस्त भी लग जाते हैं। दस्तों का रंग भी अक्सर बदलता रहता है।

पाँचवे महीने से जब मसूढ़े सख़्त होने लगें, उसी समय से बच्चे को हल्दी की गाँठ, मुलेठी दी जानी चाहिए। हल्दी या मुलेठी चबाने से मसूढ़ों को आसानी से फूटने में मदद मिलेगी। जब दाँत निकलना शुरू हो जाएँ तब दाँत एवं मसूढ़ों पर तिल के तेल की हल्की मालिश करनी चाहिए।

इस दौरान बच्चे को यदि उसकी पाचन शक्ति ठीक हो तो नारियल की मलाई में शहद मिलाकर खिला सकते हैं।

बबूल की गोंद को घी में भूनकर, खसखस, सूखा नारियल और शक्कर मिलाकर थोड़ी-थोड़ी मात्रा में खिलाएँ।

दूध, घी और अंडे ख़ूब खिलाएँ। इस समय बच्चे को खट्टी चीज़ें और नमक न खिलाएँ।

दाँत निकलते समय कभी-कभी बच्चे को तेज़ बुख़ार आ जाता है। ऐसा होने पर लगभग 20 मिली. लीटर दूध में लहसुन की 2-3 कली भली-भाँति उबाल कर ठंडा कर लें। इस दूध की हल्की-सी मालिश बच्चे के तलुवे, मस्तक और पिंडलियों पर करने से बुख़ार का असर जाता रहता है। यदि बुख़ार न उतरे तो डॉक्टर से मिलें।

जिन माताओं के बच्चों के जन्म में कम से कम 2-3 साल का अंतर होता है, उन बच्चों के दाँत बिना किसी तकलीफ़ के

निकल आते हैं। इसका कारण यह है कि ऐसी माताओं के शरीर में कैल्शियम की कमी नहीं होती, जब कि कम अंतर से पैदा हुए बच्चों की माताओं के शरीर में कैल्शियम की कमी होने से बच्चों को अधिक कष्ट उठाना पड़ता है। इसलिए समझदार दम्पति बच्चों के जन्म के बीच कम से कम 2-3 वर्ष का अंतर ज़रूर रखते हैं।

टीके लगाना

बच्चों को बीमारियों से बचाने के लिए उनको संक्रामक बीमारियों का टीका लगवाना बहुत ज़रूरी है। ख़ासकर तपेदिक, डिप्थीरिया, काली खाँसी, टिटनस, पोलियो और खसरा रोग से आसानी से बचाव हो सकता है, यदि बच्चे को इनके टीके लगे हों।

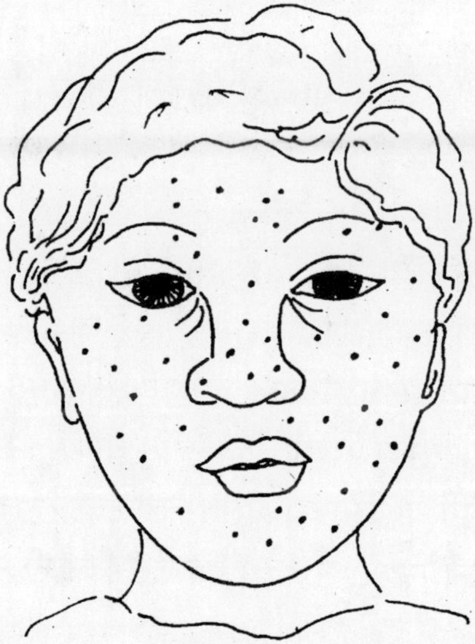

खसरा पीड़ित बच्चा

यदि बच्चा अस्पताल में पैदा हुआ हो तो जन्म के तुरंत बाद

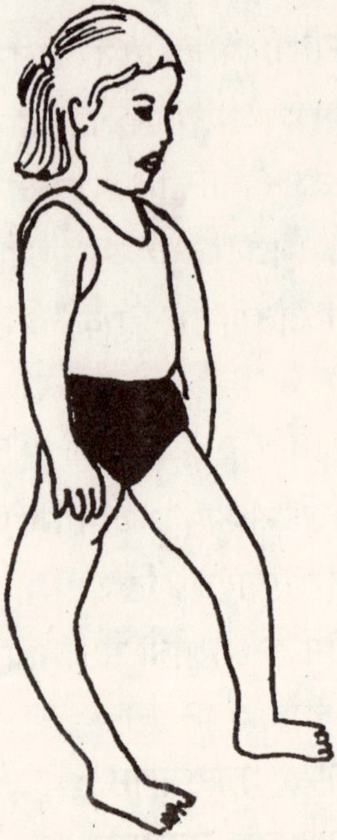

पोलियो से अपंग हुआ बच्चा

उसे बी. सी. जी. और पोलियो का टीका लगवा देना चाहिए। यह टीका तपेदिक से बच्चे की रक्षा करेगा। तीन से नौ महीने के बीच में बच्चे को डी. पी. टी. (गलघोंटू, काली खाँसी और टिटनस) का टीका लगवाना चाहिए। ये टीके एक-एक महीने के अंतर से तीन बार लगेंगे। इससे एक-दो दिन तक बुख़ार बना रहता है, जो दवा से ठीक हो जाता है। इसी दौरान बच्चे को एक-एक महीने के अंतर से पोलियो के तीन टीके (ख़ुराक) भी लगवा देने चाहिए।

बच्चे को नौ से बारह महीने के बीच खसरा का टीका दिया जाता है। इसमें पाँच-सात दिन के बाद हल्का बुख़ार आ सकता है। एक-दो दिन के लिए हल्के दाने भी निकल सकते हैं। इससे घबराना नहीं चाहिए। इसका मतलब है, टीका असर कर गया है और बच्चे में रोग से लड़ने की ताकत पैदा हो गई है। बच्चों को सभी टीके एक साल की उम्र तक लग जाने चाहिए। कुपोषित और कमज़ोर बच्चों को भी ठीक समय पर टीके लग जाने चाहिए। सामान्य बुख़ार, साँस संबंधी बीमारी या दस्त की हालत में ये टीके लगवा देने चाहिए। हाँ, तेज़ बुख़ार की स्थिति में बच्चे को उस दिन टीका न लगवाएँ।

घेंघा से बचाव

शरीर में आयोडीन की कमी होने से घेंघा या गलगंड रोग हो जाता

है। हिमालय में कश्मीर से लेकर उत्तर-पूर्व में नागालैंड की पहाड़ियों तक में यह बीमारी काफ़ी फैली हुई है। कश्मीर, हिमाचल प्रदेश, पंजाब, हरियाणा, उत्तर प्रदेश, बिहार, प. बंगाल, सिक्किम, असम, मिज़ोरम, मेघालय, त्रिपुरा, मणिपुर, नागालैंड, अरुणाचल प्रदेश, राजस्थान, आंध्र प्रदेश के कुछ स्थान, महाराष्ट्र और गुंजरात घेंघा प्रभावित क्षेत्र हैं। केरल और दिल्ली भी इस रोग से आंशिक रूप से प्रभावित हैं। हमारे देश की 12 करोड़ जनता घेंघा प्रभावित क्षेत्र में रहती है। लगभग 4 करोड़ लोग इस बीमार की सीधी चपेट में हैं।

बड़े आकार का घेंघा होने पर उसमें बड़ी-बड़ी गाँठें भी हो जाती हैं। आयोडीन की कमी से यह बीमारी होती है, जिससे कि थायराइड ग्रंथि से होने वाले स्राव में कमी आ जाती है। सर्वेक्षणों से पता चला है कि नवजात बच्चों में थायराइड की कमी से यदि बच्चे का समय पर इलाज न किया जाए तो वह गूंगा-बहरा या कमज़ोर दिमाग़ का हो सकता है। इस रोग का एकमात्र इलाज आयोडीनयुक्त नमक का इस्तेमाल है। अतः माता-पिता को चाहिए कि वे अपने और बच्चों को दिए जाने वाले भोजन में आयोडीनयुक्त नमक का ही प्रयोग करें। यह नमक अब आमतौर पर हर जगह मिल जाता है और साधारण नमक की तुलना में थोड़ा-सा ही मँहगा है।

बुख़ार में खाना ज़रूर दें

बच्चों को बुख़ार होने पर ज़्यादातर माताएँ उनका भोजन बंद कर देती हैं। ऐसा करना ग़लत है। बच्चे का भोजन कभी बंद नहीं करना चाहिए। अनाज बंद करके फलों के रस आदि पर पैसे भी बहुत ख़र्च होते हैं। यदि बच्चे को भूख कम लगती हो तो उसे बार-बार दूध और दलिया, चावल की खिचड़ी, मांड़, दाल का पानी

और सब्ज़ी का रस पीने को दे सकते हैं। वास्तव में बुख़ार के दिनों में बच्चे को शरीर की रक्षा के लिए पहले से अधिक कैलोरी की ज़रूरत पड़ती है। यदि बच्चा चबाने में तकलीफ़ महसूस करता हो तो भोजन को मसल कर या लुगदी बना कर दें। तरल पदार्थ भी पर्याप्त मात्रा में देते रहें। प्रायः बच्चे को लंबे बुख़ार से इतना नुकसान नहीं होता जितना कि भूखे रहने से होता है। मियादी बुखार (टायफायड) में भोजन न देने की मान्यता पुराने समय से चली आ रही है, जो कि ग़लत है। इस बुखार में बच्चे का भोजन बंद करना चाहिए। उसे रोटी-चावल कुछ भी दे सकते हैं। मांसाहारी लोग अंडे, मांस व मछली का थोड़ा-बहुत सेवन कर सकते हैं। हाँ, यह ध्यान रहे कि बच्चों के भोजन में मिर्च व मसाले की मात्रा एकदम कम रहे।

बच्चों की छोटी-मोटी बीमारियों का उपचार घर पर ही आयुर्वेद के निम्न नुस्खों से आसानी से किया जा सकता है–

नवजात शिशुओं में कभी-कभी नाभि गिरने के बाद पक जाती है। ऐसी हालत में पकी हुई जगह पर छोटी हर्र को पानी में गाढ़ा घिस कर दिन में दो बार व रात में सोते समय लगाने से नाभि एक-दो दिन में ठीक हो जाएगी।

कब्ज़ की शिकायत होने पर छोटी हर्र को सूखा पीसकर गुनगुने पानी के साथ बच्चे को पीने को दें। एकदम छोटे बच्चों को आधे हर्र का पानी दें।

गर्मी और बरसात में अक्सर बच्चों को फुंसियाँ निकल आती हैं। लौंग व नीम की छाल को पानी में गाढ़ा घिस कर फुंसियों पर दिन में तीन बार लगाने से बच्चे को फ़ायदा पहुँचेगा।

पेट दर्द होने पर थोड़ी हींग पीस कर उसे पानी में मिला कर

आग में गाढ़ा पका लें। ठंडा होने पर यह लेप बच्चे को नाभि के आसपास लगा दें। कुछ ही देर में पेट दर्द जाता रहेगा।

शिशु की त्वचा यदि पपड़ीदार, झुर्रीदार या सूखी है तो उस पर ज़ैतून का तेल या नारियल के तेल की नियमित मालिश करें। कुछ दिन की मालिश के बाद त्वचा मुलायम हो जाएगी। बच्चे की मालिश सदा हल्के हाथों से करनी चाहिए। जिन बच्चों की त्वचा चिकनी हो या गर्मियों में पसीना होने पर मालिश बिना कोई तेल लगाए हलके हाथों से कर सकते हैं। मालिश के तुरंत बाद बच्चे को नहलाना नहीं चाहिए, बल्कि जब त्वचा पूरा तेल सोख ले, तब नहलाना चाहिए। स्नान के बाद शरीर को भली प्रकार पोंछ देना चाहिए। जहाँ तक हो सके बच्चों की त्वचा पर सस्ते पाउडर का प्रयोग नहीं करना चाहिए।

खेल-खिलौनों का महत्त्व

बच्चे को स्वस्थ रखने के साथ-साथ प्रत्येक माता-पिता को चाहिए कि वह अपने बच्चे की रुचियों को पहचानें। इसके लिए बच्चों को खुलकर बातचीत और खेलने का मौक़ा देना चाहिए। डराने-

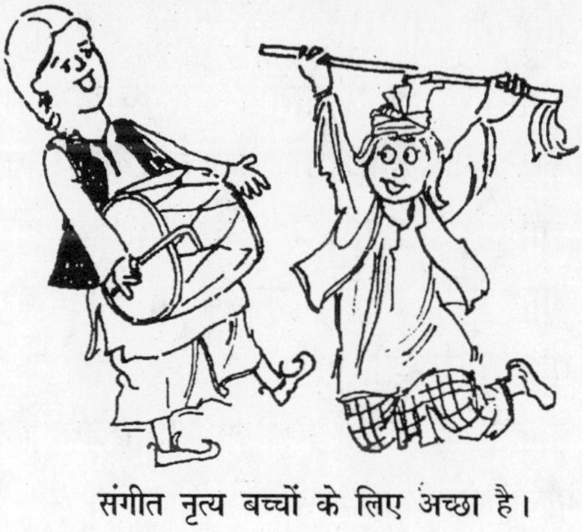

संगीत नृत्य बच्चों के लिए अच्छा है।

धमकाने से बच्चों का दिमाग़ कुंद हो जाता है। खेल ही खेल में बच्चों को पढ़ना भी सिखाना चाहिए। खेलने से बच्चों का शारीरिक, मानसिक और सामाजिक विकास होता है और व्यक्तित्त्व में निखार आता है। शारीरिक व्यायाम की ज़रूरत भी खेलों द्वारा पूरी हो जाती हैं। आपस में मिल-बैठकर खेलने से प्रेम की भावना भी बलवती होती है। कुछ खेलों से बच्चों का मानसिक विकास भी होता है। ऐसे खेल अक्सर घर में बैठकर खेले जाते हैं। लूडो, साँप-सीढ़ी, शतरंज, शब्द-पहेली आदि इसी प्रकार के खेल हैं। इन खेलों से बच्चों की याददाश्त मज़बूत होती हैं और गण्िता की थोड़ी जानकारी भी हो जाती है।

कुछ खेल बच्चे खिलौनों के माध्यम से खेलते हैं। अतः बच्चों को उनकी पसंद के सुंदर एवं आकर्षक खिलौने उपलब्ध कराना भी समझदार माँ-बाप का काम है। खेल-खिलौने बच्चों की रचनात्मक क्षमता को भी बढ़ाते हैं।

अच्छा काम करने पर बच्चों को उत्साह दिलाने के लिए समय-समय पर उन्हें कोई उपयोगी चीज़ भेंट देनी चाहिए। कुछ माँ-बाप व अभिभावक बच्चों को समय-समय पर टॉफ़ी या चॉकलेट देते रहते हैं। इनाम के बतौर टॉफ़ी, चॉकलेट देना अच्छी बात नहीं है। इनसे बच्चे के दाँत ख़राब हो जाते हैं और उनके सामान्य स्वास्थ्य पर भी बुरा असर पड़ता है। इसलिए बच्चों को सिर्फ़ वही चीज़ खाने को देनी चाहिए, जो सुपाच्य और स्वास्थ्यवर्द्धक हो।

एक बात गाँठ बाँध लें कि छोटे बच्चों की देखभाल के रूप में आप महज़ एक बच्चे की नहीं बल्कि पूरे देश के भविष्य की देखभाल कर रहे होते हैं। इसलिए इस सामाजिक ज़िम्मेदारी को निष्ठापूर्वक निभाना आपका काम है।

पानी, मिट्टी और हवा से इलाज

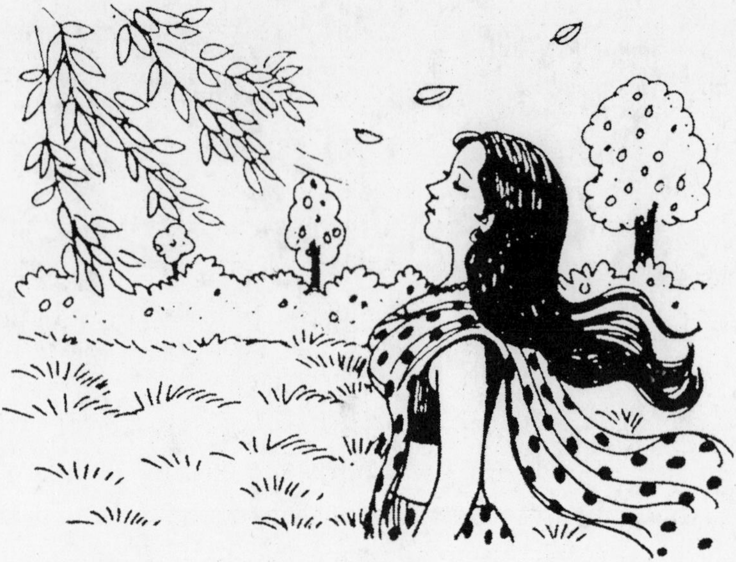

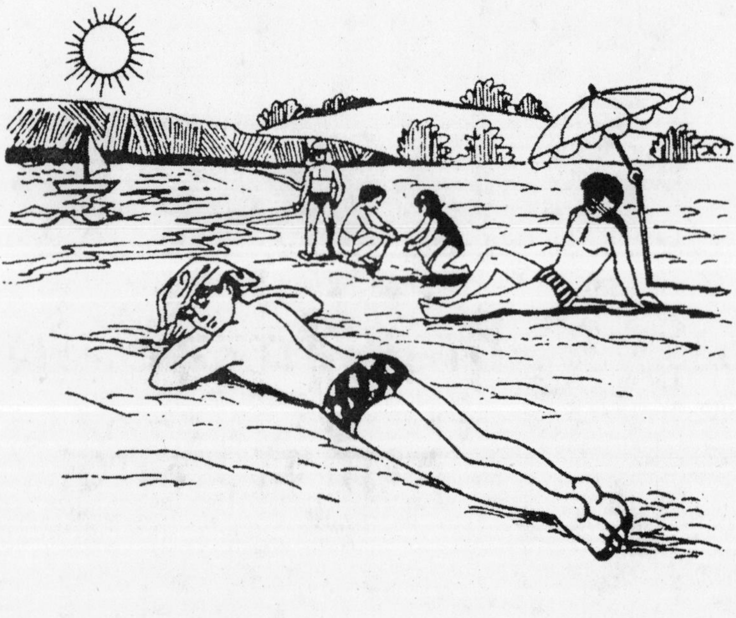

पानी, मिट्टी और हवा से इलाज

आज की दुनिया में हर आदमी चौबीसों घंटे अपने काम में उलझा रहता है। भागमभाग और अफ़रा-तफ़री से इस जमाने में आदमी को न तो फ़र्सत से खाने का वक्त मिल पाता है और न ही वह चैन से सोने का वक्त निकाल पाता है। हड़बड़ी में उसे जो कुछ कच्चा-पक्का खाने को मिलता है, उसे ही खा लेता है और इसी प्रकार थोड़ी-बहुत नींद लेकर अपने आराम को भी हराम कर डालता है। उलटी-सीधी दिनचर्या होने पर आदमी का स्वास्थ्य ख़राब हो जाता है। उसे कई प्रकार की बीमारियाँ लग जाती हैं। इन बीमारियों से अपना पिंड छुड़ाने में आदमी को डॉक्टर और दवा की शरण में जाना पड़ता है। डॉक्टर लोग मरीज़ से जम कर पैसा लूटते हैं। कई बार इन दवाओं को उल्टा असर भी पड़ जाता है, जिससे कि मरीज़ के प्राण भी संकट में पड़ सकते हैं। अंग्रेज़ी दवाओं का कुप्रभाव अधिक ख़तरनाक होता है। यदि डॉक्टर ऑपरेशन की सलाह देता है तो ऐसा इलाज और मँहगा होता है। हिंदुस्तान का ग़रीब आदमी इतना मँहगा इलाज कराने की हैसियत नहीं रखता है, इसलिए कई ग़रीब मरीज़ जल्द ही मौत के मुँह में चले जाते हैं।

पुराने ज़माने के लोग अक्सर कहा करते थे कि रोग को अपने पास फटकने ही नहीं देना चाहिए। 'तंदुरुस्ती हज़ार नियामत' जैसी कहावत भी सुखी आदमी के लिए है। मतलब यह कि तंदुरुस्ती से बढ़ कर इस दुनिया में और कुछ नहीं है। इसलिए समझदार आदमी

हमेशा अपने स्वास्थ्य के प्रति सचेत रहते हैं। सेहत भली चँगी बनी रहे, इसके लिए ज़रूरी नहीं है कि आदमी मँहगे डॉक्टर और मँहगी दवाओं के चक्कर में ही पड़े। यदि आदमी नियमपूर्वक अपना खान-पान, रहन-सहन और साफ़-सफ़ाई ठीक रखे तो वह रोग से दूर रह सकता है। मनुष्य का शरीर मिट्टी, जल, वायु, आग और आकाश नाम के पाँच तत्त्वों से मिल कर बना है। ये तत्त्व पंच महाभूत भी कहलाते हैं। हमारे प्राचीन ऋषि, मुनि और योगी शरीर को तंदुरस्त रखने के लिए इन्हें इन्हीं क़ुदरती तत्त्वों की शरण में जाया करते थे। इसीलिए वे लोग हमेशा चुस्त-दुरुस्त रहते थे और लंबी उमर जीते थे। इस प्रकार शरीर को कुदरती इलाज या प्राकृतिक चिकित्सा कहते हैं।

कुदरती इलाज अपनाने पर डॉक्टरों और दवाओं की शरण में जाने की ज़रुरत नहीं रह जाती है। कुदरती इलाज को हम पानी, मिट्टी और हवा से इलाज करना भी कह सकते हैं। ऐसे इलाज के लिए किसी डॉक्टर के पास जाने की ज़रुरत नहीं है। कुदरती इलाज का मतलब नियम और संयम पूर्वक जीवन जीना भी है। इस प्रणाली में आदमी को कुदरत पर अधिक भरोसा करना होता है। आख़िर यह पूरा ब्रह्मांड भी कुदरत के नियमों पर ही चल रहा है, और अनंत काल तक चलता ही रहेगा। पशु-पक्षी एंव जंगली जानवर भी कभी बीमार पड़ने पर डॉक्टर की शरण में नहीं जाते हैं। ये सभी जानवर बीमार होने पर अपना इलाज स्वयं ही करते हैं। वे ठीक होने तक या तो अपना खाना छोड़ देते हैं या किसी ऐसी जंगली वनस्पति या घास का भोजन कर लेते हैं, जिससे उनका रोग दूर हो जाता है। पशु-पक्षी अपने रहन-सहन में भी अनुशासित एवं संयमित जीवन बिताते हैं।

राष्ट्रपिता महात्मा गांधी की दिनचर्या में कुदरती इलाज का काफी महत्त्व था। वे कहा करते थे कि तन और मन को स्वस्थ रखने

के लिए प्राकृतिक जीवन अपनाना चाहिए और कोई रोग होने पर प्राकृतिक इलाज के जरिये ही उसका उपचार करना चाहिए। ऐसी डॉक्टरी दवाएँ और इलाज, जिनसे देश के करोड़ों लोग लाभ नहीं उठा पाते हैं, हमारे लिए बेकार हैं। रोग के लक्षणों को दबाकर या दूर कर देने के बाद डॉक्टर और बीमार का रिश्ता ख़त्म हो जाता है, लेकिन प्राकृतिक इलाज में यह रिश्ता ख़त्म नहीं होता है, बल्कि और भी मज़बूत होता जाता है। असल में इन इलाज के करने पर आदमी अपने जीवन में कुछ ख़ास नियम बना लेता है। यह नियम खान, पान, उठने-बैठने और सोने-जागने से संबधित होते हैं। एक निश्चित ढर्रे पर ज़िंदगी जीने से आदमी बीमार नहीं पड़ता और वह सुखी जीवन व्यतीत करता है। प्राकृतिक इलाज के बाद शरीर में पुनः रोग की वापसी बहुत कम होती है तथा मनुष्य पूर्णतया निरोग रह सकता है।

प्राकृतिक चिकित्सा के लिए न तो बड़े-बड़े अस्पतालों की ज़रूरत है और न ही डिग्रीधारी डॉक्टरों की। इलाज के लिए कोई औज़ार या मशीन भी इसमें नहीं चाहिए। डॉक्टरों को फ़ीस की ऐवज में मोटी रकम देने की ज़रूरत ही नहीं है। बस सिर्फ़ समझदारी और धैर्य के साथ मनुष्य को कुदरत और अपने पर भरोसा रखना होगा। इससे इलाज की सबसे बड़ी ख़ूबी यह है कि फ़ायदे के अलावा यह शरीर को किसी किस्म का नुकसान नहीं कर सकता है। यह इलाज बच्चे, जवान और बूढ़े सभी के लिए फ़ायदेमंद है। इसमें चीरफाड़ या सुई, टाँके का झंझट भी नहीं है। कभी-कभी एक रोग का इलाज शुरू करने से कई और रोग भी अपने-आप ही ठीक होने लगते हैं। इस इलाज में डाक्टर या कंपाउंडर द्वारा ग़लत नुस्खा दिए जाने का डर भी नहीं रहता है और न ही यह ख़तरा रहता है कि मरीज़ ग़लत दवा खा लेगा। प्राकृतिक इलाज इतना सरल व आसान है कि मामूली पढ़ा लिखा आदमी भी इसे आसानी से समझ कर प्रयोग में ला सकता

है। अतः गाँव की भोली-भाली और कम पढ़ी लिखी जनता के लिए यह चिकित्सा बेहद उपयोगी हो सकती है।

यहाँ हम प्राकृतिक चिकित्सा के तीन उपयोगी साधन, हवा, पानी और मिट्टी से होने वाले इलाज की मोटी जानकारी और उसके फ़ायदों के बारे में बतला रहे हैं।

हवा

मानव शरीर का सारा काम दस इंद्रियों के द्वारा होता है। दस इंद्रियों में से पाँच कर्मेंद्रियाँ होती हैं, और पाँच ज्ञानेंद्रियाँ कहलाती हैं। त्वचा, आँख, कान, नाक और जीभ ये पाँच ज्ञानेंद्रियाँ कहलाती हैं, क्योंकि इनसे हमें छूने, देखने, सुनने, सूँघने और स्वाद का बोध होता है। मन में हम विचार करते हैं, इसलिए कई लोग मन को ग्यारहवीं इंद्रिय कहते हैं। आदमी की सभी इंद्रियाँ जब सुचारु रूप से काम करती रहती हैं, तब उसे स्वस्थ कहा जाता है।

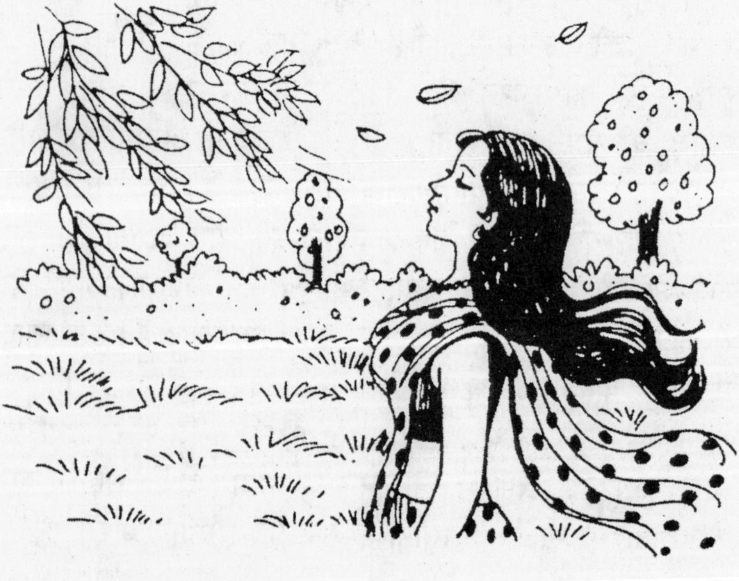

मनुष्य के शरीर का महत्त्वपूर्ण भाग मेदा है। आम बोलचाल में इसे पेट भी कहा जाता है। उदर या आमाशय भी इसी को कहते हैं। हम जो भी भोजन करते हैं, उसका पाचन मेदे में ही होता है। पचने के बाद यही भोजन ख़ून में तब्दील होता है और शरीर का पोषण करता है। मेदा पसलियों के अंदर बाँई ओर होता है। मेदे में अनेक पाचक रस आकर भोजन से मिलते हैं, इन रसों से मिलकर भोजन पचता है। फिर कुछ बाकी अनपचा भोजन छोटी आंत और बड़ी आंत में जाकर पचता है। पचने के बाद भोजन का जो बेकार तत्त्व बचा रह जाता है, वह टट्टी-पेशाब के रूप में मूत्राशय एवं गुदा द्वार के जरिये बाहर निकल जाता है। मेदे के ऊपरी हिस्से में दाँयी ओर तिल्ली रचना में श्वासनलियों का प्रमुख योगदान है। इनमें हवा भरी रहती है, जिससे ख़ून साफ़ होता है। आदमी नाम के जरिये चौबीस घंटे ताज़ी हवा लेता रहता है। ख़ून से पूरे शरीर का पोषण होता है। छोटी-छोटी नसों द्वारा खून पूरे शरीर का दौरा करता है।

ख़ून की हरकत के कारण मनुष्य की नाड़ी एक मिनट में बहत्तर और धड़कती है। ख़ून की सफ़ाई के लिए सबसे ज़रूरी चीज़ हवा होती है। हवा के बिना आदमी पाँच मिनट से ज़्यादा ज़िंदा नहीं रह सकता है। यही कारण है कि प्रकृति ने हमें हवा का अथाह भंडार दिया है और यह हवा प्रत्येक प्राणी को मुफ़्त सुलभ है। जिस प्रकार गंदा भोजन और गंदा पानी पीने से स्वस्थ्य ख़राब हो जाता है, उसी प्रकार गंदी हवा में साँस लेने से भी आदमी का स्वास्थ्य गड़बड़ा जाता है। ख़राब हवा से आदमी के फेफड़े दूषित हो जाते हैं इसलिए आदमी को हमेशा ऐसे स्थान में रहना चाहिए जहाँ की हवा साफ़ हो। हमारे पाखाने, सार्वजनिक शौचालय व पेशाबघर अक्सर वातावरण की हवा को गंदा करते रहते हैं, इसलिए इनकी सफ़ाई का हर समय ध्यान रखना चाहिए। पाख़ाना एवं पेशाब हर जगह नहीं करना चाहिए।

शहरी शौचालय में फ्लश लगाना चाहिए, ताकि मल पानी के तेज़ बहाव में तुरन्त साफ़ हो जाए। हवा को साफ़ रखने के लिए ज़रूरी है कि हम लोग इधर-उधर नहीं थूकें। यह बड़ी बुरी आदत है। घर में थूकने के लिए हमें थूकदानी का प्रयोग करना चाहिए और रास्ते में वहाँ पर थूकना चाहिए, जहाँ पर ज़मीन में काफ़ी मात्रा में धूल या मिट्टी हो। दफ्तर या सिनेमा घरों में सिर्फ़ उन्हीं स्थानों पर थूकना चाहिए, जो इस उद्देश्य के लिए ख़ास ढंग से बनाए गए होते हैं। बचा हुआ अन्न, साग भाजी और फलों के छिलके भी इधर-उधर नहीं फेकने चाहिए। इनसे भी हवा दूषित हो जाती है, इसलिए सड़ने वाली चीज़ों को मिट्टी में गड्ढा खोदकर दबा देना अधिक अच्छा है।

स्वास्थ्य के लिहाज़ से हर आदमी को अपनी नाक से ही साँस लेनी चाहिए। सुबह-सुबह ख़ाली हवा में बीस बार ज़ोर-ज़ोर से साँस लेनी चाहिए। ऐसा करने से छाती मज़बूत और चौड़ी होती है। सुबह की ताज़ा हवा में आधा-पौन घंटा टहलना भी चाहिए। घूमने के लिए किसी पार्क या छायादार पेड़ों वाली सड़कों पर निकलना चाहिए। रात में ऐसी जगह सोना चाहिए जहाँ पर साफ़ हवा मिलती हो। सोने का कमरा खुला और हवादार होना चाहिए। हवा हमारी चौबीसों घंटे की ख़ुराक है, इसलिए हमेशा यह ध्यान रखें कि साफ़ और ताज़ा हवा ही फेफड़ों में जाए। मुँह ढक कर कभी नहीं सोना चाहिए। जो लोग मुँह ढक कर सोते हैं, वे गंदी हवा को फिर से अपने शरीर में भर लेते हैं। खुली हवा और प्रकाश शरीर के लिए दो बहुत ही आवश्यक तत्त्व हैं। शारीरिक सेहत के लिए सुनहरी धूप में एवं खुले हवादार स्थान में नियमित कसरत करने की आदत डालनी चाहिए। शरीर को धूप दिखाने, स्वच्छ हवा में साँस लेने और नियमित स्नान से अनेक फ़ायदे होते हैं। सूर्य की रोशनी, ताज़ा हवा और साफ़ पानी आदमी को तंदुरस्त रखने में अहम भूमिका निभाते हैं।

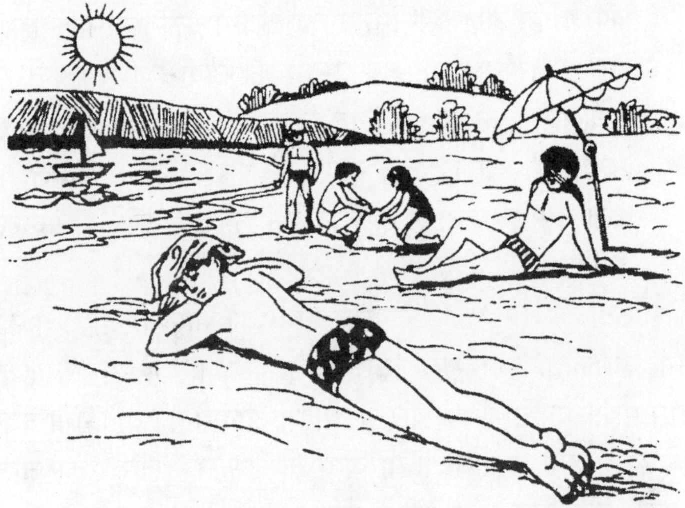

सूर्य की पराबैंगनी किरणों में काफ़ी ऊर्जा रहती है। यह ऊर्जा आदमी की त्वचा में विटामिन डी बनाने में मदद करती हैं। विटामिन डी बच्चों में सूखा रोग नहीं होने देता और यह हड्डी को भी मज़बूत करता है। खुली हवा के बीच यदि सूर्य की किरणों का समुचित उपयोग शरीर के ऊपर किया जाए तो नाड़ी मंडल को विशेष लाभ होता है। इसके लिए प्रतिदिन पाँच मिनट तक नंगे बदन धूप में लेटना चाहिए। बाद में धीरे-धीरे यह प्रक्रिया एक घंटे तक बढ़ा लेनी चाहिए। सूर्य स्नान से नींद अच्छी आती है, भूख खुलकर लगती है। इस बात का ध्यान रखें कि सूर्य स्नान बहुत अधिक देर तक न किया जाए अन्यथा हृदय संबंधी कष्ट बढ़ सकते हैं। सूर्य स्नान हमेशा सुबह के वक्त ही लेना चाहिए। सूर्य स्नान लेने के लिए कुछ साधारण निमय इस प्रकार हैं :

* सूर्य स्नान ख़ाली पेट लेना चाहिए।
* सूर्य स्नान के दौरान पढ़ना या सोना नहीं चाहिए।
* पहले दिन पाँच मिनट का सूर्य स्नान लेना चाहिए। फिर

क्रमशः हर रोज़ 5-5 मिनट यह अवधि बढ़ाते रहना चाहिए। इस प्रकार एक घंटे तक स्नान की अवधि बढ़ा सकते हैं।

* सूर्य स्नान के बाद व्यक्ति को 15 मिनट के लिए किसी छायादार और हवादार स्थान में आराम करना चाहिए।
* अंत में साफ़ पानी से नहा कर पुनः आधा घंटा विश्राम करना चाहिए।

गठिया के रोगी को यदि गरम पानी की भाप दी जाए तो उसे पसीना आ जाता है। इससे उसके जोड़ खुल जाते हैं और रोगी को आराम महसूस होता है। बुखार से पीड़ित आदमी को यदि नंगा बदन करके खुली हवा में सुला दिया जाए तो उसका बुख़ार उतर जाता है। शरीर की तपन और बेचैनी शांत हो जाती है। पुराने ज़माने में पुराने बुखार या दूसरी बीमारी के लिए हवा बदलना अचुक दवा मानी जाती थी। चीड़ और देवदार की हवा से क्षयरोगी महत्त्व आज भी कम नहीं है।

पानी

गरम पानी की भाप से बहुत सारे रोग ठीक हो सकते हैं। बुखार आने पर मरीज़ को गरम पानी की भाप देते हैं, इसी प्रकार तेज़ सिर दर्द होने पर उसे भाप से ठीक किया जा सकता है। गठिया में जोड़ों के सख्त एवं कड़ा हो जाने पर बीमार को पहले भाप देते हैं और फिर इसके तुरंत बाद ठंडे पानी से नहला देते हैं। इससे मरीज़ को बहुत लाभ पहुँचता है। फोड़े-फुंसियाँ होने पर जब मरहम-पट्टी से काम नहीं चलता है, तब भाप देकर इन्हें ठीक किया जाता है। थका हुआ आदमी यदि भाप से और गरम पानी से नहाने के थोड़ी देर बाद फिर ठंडे पानी से नहा ले तो शरीर हल्का होकर थकान मिट जाती है। जिन रोगियों को अनिद्रा की शिकायत रहती है। वे यदि भाप लेने

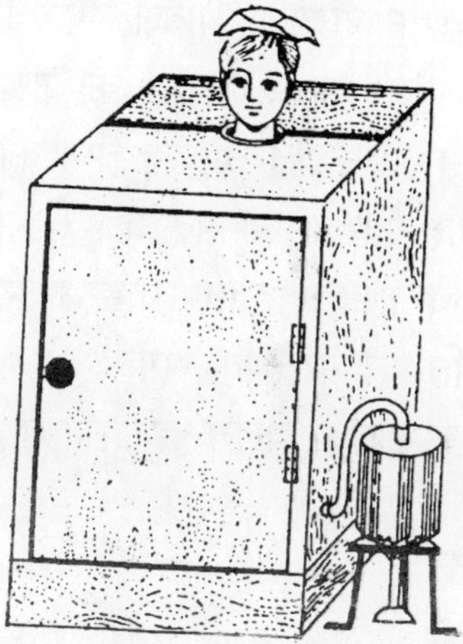

के थोड़ी देर बाद ठंडे पानी से नहा ले तो उन्हें बिस्तर पर लेटते ही अच्छी नींद आ सकती है।

भाप की जगह गरम पानी का इस्तेमाल किया जा सकता है। यदि पेट में बहुत अधिक दर्द महसूस हो रहा हो तो गरम पानी की सेंक से ठीक हो जाता है। कभी-कभी अपच की स्थिति में मरीज़ को ख़ूब सारा हल्का गुनगुना पानी पिलाना चाहिए। पानी में थोड़ी सा नमक भी मिला सकते हैं। उल्टी होने के बाद शरीर हल्का और स्वस्थ महसूस होगा। कब्ज़ के मरीज यदि सोते समय अथवा सुबह दातून करने के बाद गरम पानी पियें तो उन्हें पाख़ाना साफ़ आता है। दस्त रोगी के लिए चाय पीना नुकासनदेह है।

रोगी को भाप देने का आसान तरीका यह है कि उसे बेंत की कुर्सी पर बिठा दिया जाए । कुर्सी के नीचे कोयले की एक छोटी अंगीठी रख दी जाए। अंगीठी पर एक पतीली पानी की चढ़ा कर उसका मुँह ढक दें। कुर्सी पर एक कंबल इस तरह डालें कि वह आगे की तरफ लटकता रहे, ऐसा करने पर बीमार को अंगीठी की भाप या कोयले की आँच नहीं लगेगी। इसके बाद बीमारी को कुर्सी पर

बैठा कर उसे चारों तरफ चादर या कंबल लपेट दें। अब पतीली पर से ढक्कन हटा दें। बीमार का सिर ढकने की ज़रूरत नहीं है। अगर बीमार उठने-बैठने से लाचार हो तो उसे बान की चारपाई या लोहे के पलंग पर लिटाकर भाप दी जा सकती है। इस प्रक्रिया में कंबल को इस प्रकार रखें कि गर्मी और भाप बाहर न निकलने पाए। भाप देते समय यह अहतियात बरतें कि रोगी के कपड़ों पर कहीं आग न लग जाए। अगर बीमार की हालत बहुत नाज़ुक हो तो सोच-विचार के बाद ही भाप दें।

शरीर के किसी भी अंग पर भाप दी जा सकती है। सिर दर्द की स्थिति में पतीली में पानी उबाल कर उसके ऊपर सिर्फ़ माथा रखना चाहिए। ध्यान रहे कि भाप देते समय छाती पर बाँईं ओर (दिल के ऊपर) वे गुप्तांगों पर कोई मोटा कपड़ा या उसकी गद्दी रख लेनी चाहिए।

यह तो हुई गरम पानी और भाप की बात। अब ठंडे पानी का फ़ायदा भी जान लीजिए। बुखार, शीतला और चर्मरोगों में बदन चादर लपेटने का इलाज बहुत फायदेमंद है। हर व्यक्ति इसे बेधड़क आज़मा

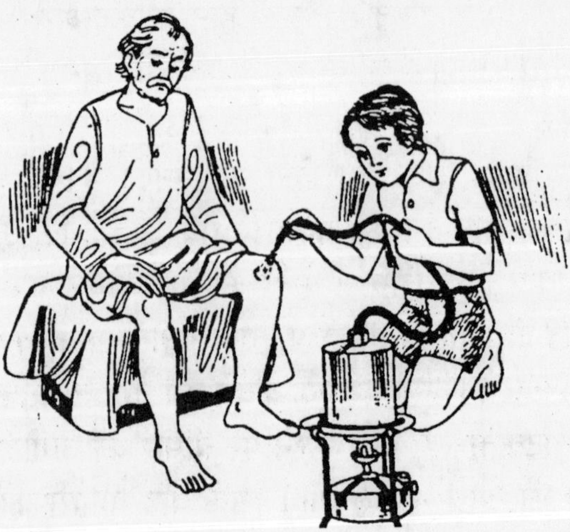

सकता है। अगर आदमी का दिमाग़ बिगड़ गया हो, या उसमें गर्मी चढ़ गई हो, तो ऐसी स्थिति में सिर पर भीगे कपड़े की मोटी पट्टी बाँधने से काफ़ी शांति मिलती है। यदि किसी आदमी का पेट साफ न होता हो, तो उसके पेट पर बर्फ़ के पानी में भिगोई गई पट्टी रखने से दस्त साफ़ आ जाता है। शरीर के किसी भाग से यदि ख़ून बह रहा हो, तो उसे भी बर्फ़ की पट्टी रख कर बंद किया जा सकता है। नक्सीर बहने पर माथे के ऊपर लगातार ठंडे पानी की धार डालने से तुरंत फ़ायदा पहुँचता है। नज़ला, ज़ुकाम और सिरदर्द में सुबह-शाह नाक से पानी चढ़ाना काफी फ़ायदा पहुँचाता है। सिर को एक ओर अच्छी तरह झुकाने के बाद किसी टोंटीदार बर्तन से नाक के एक छेद से पानी ऊपर खींच कर दूसरे छेद के रास्ते बाहर निकाल देना चाहिए। दोनों छेदों से पानी लेकर उसे मुँह के रास्ते भी बाहर निकाल सकते हैं। इस तरकीब से सिर की अधिकांश बीमारियाँ सदा के लिए दूर हो जाती हैं।

एनीमा लेना

बहुत सी बीमारियों में जब दूसरे इलाज काम नहीं करते हैं, तब एनीमा देना लाभकारी होता है। पानी का एनीमा देने से शरीर का मल एकदम साफ़ हो जाता है। एनीमा चित्त या बाँई करवट लेट कर लिया जा सकता है। एनीमा का बर्तन लेटने की जगह से चार फुट की ऊँचाई से अधिक नहीं होना चाहिए। बर्तन में लगभग ढाई किलो गुनगुना पानी भरना चाहिए। पानी में यदि थोड़ी सी मात्रा में नहाने वाले साबुन का घोल भी मिला दिया जाए तो पेट का कचरा और अच्छी तरह साफ़ हो सकता है। पानी में आठ-दस बूँद नींबू भी निचोड़ सकते हैं। नोजन को गुदाद्वार में डालने से पहले दो चार बूदें पानी की गिरा देनी चाहिए, ताकि नली की हवा बाहर निकल जाए। नोजल के सिरे

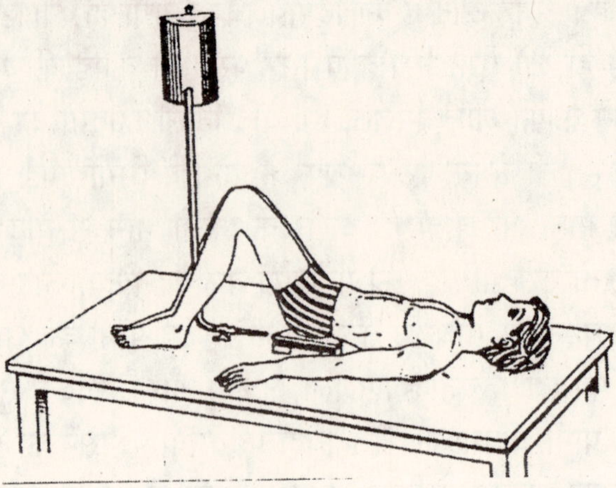

पर वैसलीन या तेल/घी जैसी कोई चिकनी चीज़ लगा लें ताकि गुदा में कोई ज़ख़्म न होनें पाए। जब पानी पेट के अंदर जा रहा हो, उस वक्त पेडू की मालिश धीरे-धीरे से दाँई तरफ को करनी चाहिए। एनीमा लेने के बाद 15-20 मिनट तक दाएँ बाएँ करवट बदलते रहना चाहिए। इससे आँतों के अंदर चिपका मल पूरी तरह छूट जाता है। शौच जाते समय मल को स्वतः ही निकलने देना चाहिए, ज़ोर नहीं देना चाहिए। जिन मरीज़ों को बात रोग, बादी या मेदे की ख़राबी हो, उन्हें पानी का एनीमा लेने से काफ़ी फ़ायदा होता है।

मिट्टी

घरेलू इलाज के लिए मिट्टी बहुत मुफ़ीद चीज़ है हमारे शरीर का अधिकांश भाग मिट्टी से बना है। इसीलिए मिट्टी को पवित्र भी माना गया है। जमीन पर सड़ी गली चीज़ों को ढकने के लिए उसके ऊपर मिट्टी डाल दी जाती है। मिट्टी पोत कर घरों की सफ़ाई की जाती है। गंदे हाथों को मिट्टी से रगड़ कर धोया जाता है। गाँव के लोंग फोड़े-फुंसियों के ऊपर मिट्टी का गाढ़ा लेप लगाकर ठीक करते हैं मिट्टी

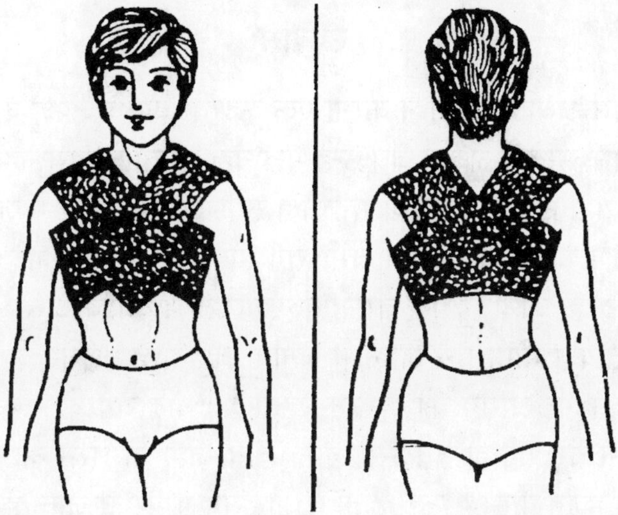

में जहर चूस लेने की ताक़त होती है। साफ़ मिट्टी को ठंडे पानी में सान कर उसकी गाढ़ी पुलटिस बना कर कटे हुए स्थान पर रख देने से ज़हर उतरना शुरू हो जाता है। बिच्छू वगैरह के काट लेने पर यह इलाज काफ़ी कारगर सिद्ध होता है। पेट में मरोड़ ठीक हो जाती है। सिर दर्द होने पर मिट्टी की पुलटिस बाँधने से दो-तीन दिन में मरोड़ ठीक हो जाती है। सिर दर्द होने पर मिट्टी की पुलटिस माथे पर बाँधने से दर्द जाता रहता है। दुखती आँखों पर भी मिट्टी की पुलटिस बाँधने से लाभ मिलता है। कब्ज़ में पेडू पर मिट्टी की। पुलटिस बाँधने से बहुत फ़ायदा होता है। अतिसार में भी मिट्टी की पट्टी हितकर होती है। तेज़ बुख़ार में माथे और पेडू पर मिट्टी की पट्टी बाँधने से एक-दो घंटे बाद बुख़ार उतर जाता है। जले हुए अंग पर गीली मिट्टी की पट्टी बाँधने से जलन कम होती है और छाला नहीं उठता है। दुखते हुए जोड़ों पर मिट्टी लगाने से भी बहुत फ़ायदा होता है। बालों को स्वस्थ, चमकदार और काला रखने के लिए मुल्तानी मिट्टी का प्रयोग सदियों से चला आ रहा है।

उपवास

उपवास अर्थात् भोजन न करना एक कुदरती बात है। पशु-पक्षी भी उपवास करते हैं अर्थात् जब उन्हें भूख नहीं लगती वे चारा नहीं खाते हैं। इस प्रकार वे आदमियों से ज़्यादा समझदार हैं। शरीर में जब गंदे पदार्थ इकट्ठा हो जाते हैं तभी रोग होते हैं। शरीर में गंदे पदार्थ इकट्ठा हो जाने पर भूख लगना बंद हो जाती है क्योंकि शरीर अपनी पूरी ताकत बीमारी से लड़ने में लगाना चाहता है। शरीर के पाचन तंत्र को भी आराम की ज़रूरत पड़ती है। यदि रोग के समय जब भूख न लग रही हो ज़बर्दस्ती खाना खाया जाए तो शरीर की ताकत खाना हज़म करने में खर्च होती है और रोग गंभीर हो जाता है। कुछ लोग ऐसा समझते हैं कि यदि वे एक समय ही भोजन करें तो बहुत कमज़ोर हो जाएँगे और मौत हो जाएगी। यह ख़्याल ग़लत है। मशहूर प्राकृतिक चिकित्सक डॉ. डेवी के अनुसार 'बीमारी में खाना रोगी को सेहत देने के बजाय बीमारी बढ़ाता है।'

इंफ्लूयेंजा, बुखक्षर, खाँसी, जुकाम आदि बीमारियाँ दो तीन दिन के उपवास से ही ठीक हो जाती है। जबकि पुरानी बीमारियों में अधिक दिन का उपवास करना पड़ सकता है। यदि उपवास लंबे समय तक करना हो तो यह किसी प्राकृतिक चिकित्सक की देख-रेख में ही करना चाहिए। लंबे उपवास में रोगी के पेशाब और ख़ून की नियमित जाँच करनी होती है। उपवास के पहले और बाद में भोजन का ध्यान भी रखना पड़ता है। यदि एक दिन का उपवास किया जाए तो अगले दिन दोपहर तक केवल फलों का रस लेना चाहिए। यदि उपवास के पहले और बाद में खाने का ध्यान न रखा जाए तो उससे नुकसान हो सकता है। दस बारह दिन में एक दिन उपवास रखने से स्वास्थ्य ठीक रहता है, शरीर शुद्ध होता है और बीमारियाँ पास नहीं फटकतीं।

योग और स्वास्थ्य

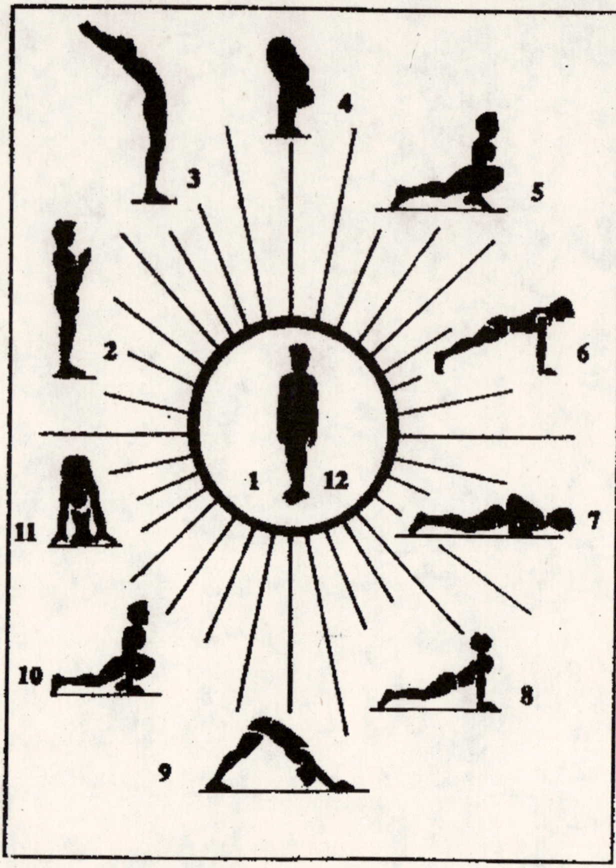
1
2
3
4
5
6
7
8
9
10
11
12

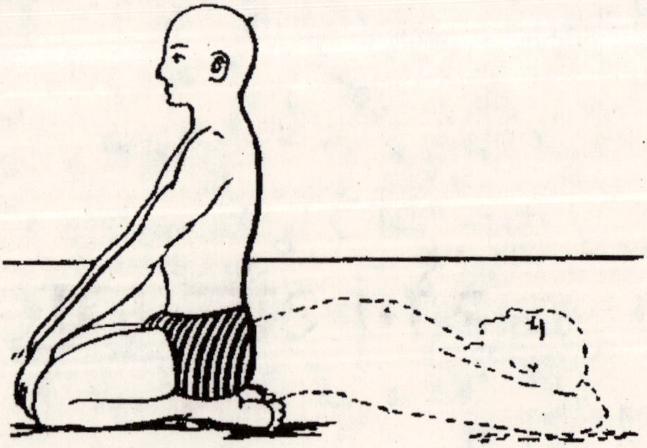

योग और स्वास्थ्य

'योग' के संबंध में आज भी कई ग़लतफ़हमियाँ पाई जाती हैं। 'योग' कहते ही लोगों को योगियों की चमत्कार भरी कहानियाँ याद आती हैं, जिनमें ख़ास-ख़ास हैं—पानी पर चलना, आकाश में उड़ना, भूत, वर्तमान, भविष्य जानना, ग़ायब होना आदि। इसे गूढ़विद्या समझकर कुछ लोग इससे दूर रहने में ही भलाई समझते हैं, कुछ लोग आसनों को ही योग समझने लगे हैं परंतु यह बात सही नहीं है।

योग का मतलब जोड़ने से है। जो विद्या आत्मा को परमात्मा से जोड़े वही योगविद्या है। योग के विषय पर बहुत सारी पुस्तकों की रचना की गई थी जिनमें महर्षि पतंजलि का योगसूत्र, गोरक्ष संहिता, घेरण्ड संहिता आदि कई ग्रंथ हैं।

योग वास्तव में मनुष्य की शारीरिक और मानसिक क्षमताओं के पूरे विकास के लिए बहुत लाभकारी है। पुराने जमाने में इसे परमात्मा की प्राप्ति के साधन के रूप में अधिक महत्त्व दिया गया। जब पश्चिमी दुनिया से योग का परिचय हुआ तो इसे शारीरिक व्यायाम के रूप में देखा जाने लगा और इसके आध्यात्मिक पक्ष को भुला दिया गया। आजकल इसे लंबी और असाध्य बीमारियों के इलाज के रूप में भी देखा जा रहा है। योगिक क्रियाओं के असर को आधुनिक मशीनों से जाँचा-परखा गया है और इससे आम जनता का विश्वास उसमें और मज़बूत हुआ है। आजकल

योग का प्रचार बहुत हो गया है पर इससे इसमें बहुत-सी गड़बड़ियाँ भी आ गई हैं। आज ज़रूरत इस बात की है कि योग को जीवन-शैली के रूप में अपनाया जाए। योग सूत्र के अनुसार योग के आठ अंग (अलग-अलग हिस्से) हैं—यम, नियम, आसन, प्राणायाम, प्रत्याहार, धारणा, ध्यान और समाधि। इन सभी का ज्ञान और उसका पालन करके ही व्यक्ति ज्ञानी या 'योगी' कहलाता है। इन सभी के कई हिस्से हैं।

'यम' पाँच हैं—अहिंसा यानी दूसरे को दुःख न देना, सत्य का पालन करना, चोरी न करना, ब्रह्मचर्य और लोभ न करना। यम सामाजिक संबंधों को सही रखने के लिए ज़रूरी हैं।

नियम भी पाँच हैं—शरीर-मन-वाणी की शुद्धि, संतोष, तपस्या, अध्ययन और ईश्वर की उपासना। नियमों के पालन से मनुष्य का आंतरिक विकास होकर आत्मा शुद्ध होती है।

आसन का मतलब है शरीर की स्थिति का तरीक़ा अर्थात् बैठने या खड़े होने का तरीक़ा। उचित आसन करने से शरीर शुद्ध होता है, मनुष्य को कोई रोग नहीं होता है और मानसिक ताक़त बढ़ती है। आसन केवल शारीरिक व्यायाम नहीं है। इनका मकसद केवल मांसपेशियों को मज़बूत बनाना ही नहीं है बल्कि ये पेशियों को आराम भी पहुँचाते हैं। अन्य व्यायामों से शरीर में उत्तेजना पैदा हो सकती है, पर योगासनों से शरीर और मन को शांति मिलती है। आसनों का अभ्यास जहाँ तक हो सके योग्य गुरु की देख-रेख में सीखना व करना चाहिए। आसनों के अभ्यास के लिए नीचे लिखी बातों पर अवश्य ध्यान देना चाहिए—

1. अभ्यास के पहले शरीर को शुद्ध कर लें। जहाँ तक हो सके शौच और स्नान के बाद ही आसन करें।

2. आसन करने की जगह खुली, साफ़ और शांत होनी चाहिए।
3. ज़मीन पर कंबल या तौलिया बिछाकर या हरी दूब घास पर ही आसन करें।
4. शरीर के किसी भी अंग को झटका या तकलीफ़ दिए बिना ही आराम से धीरे-धीरे आसन करें।
5. आसन के दौरान साँस सामान्य रूप से लें। अधिक ज़ोर न लगाएँ।
6. आसन अपनी शक्ति को ध्यान में रखते हुए आराम से करें। थकान आने पर आसन न करें।
7. रोग की स्थिति में बिना जानकार की सलाह के आसन न करें।

पुराने ज़माने से ही भारत में सूर्य नमस्कार करने की प्रथा चली आ रही है। सूर्य नमस्कार की बारह स्थितियाँ हैं, जिनमें खास-खास आसन आ जाते हैं। सूर्य नमस्कार करना आसान है और बच्चों से बूढ़ों तक सभी के लिए सूर्यनमस्कार फ़ायदेमंद है। इनमें शरीर के सभी अंगों का व्यायाम होकर ताकत बढ़ती है और मन पर भी अच्छा प्रभाव पड़ता है। सामने वाले बाएँ पृष्ठ के चित्र में सूर्य नमस्कार की बारह स्थितियाँ दी गई हैं।

आसनों की संख्या बहुत अधिक है परंतु उनमें कई आसन अत्यन्त कठिन हैं अतः उनका अभ्यास तभी करें जब आसान आसनों को करने के बाद आपका शरीर कठिन आसनों को करने के लिए तैयार हो जाए। कई आसन आसान हैं पर उतने ही लाभप्रद हैं, जितने कठिन आसन। आगे कुछ आसन दिए जा रहे हैं और उनके सामने उनके लाभ भी दिए गए हैं।

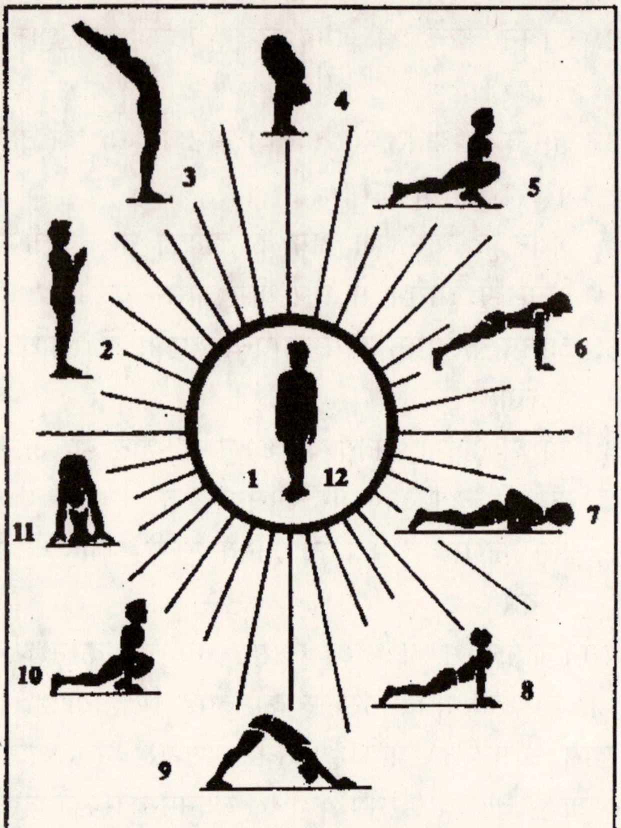

सूर्य नमस्कार

1. ***स्वस्तिकासन*** – इससे घुटने, पैर, कमर, नाभि स्थान आदि के स्नायु मज़बूत होते हैं। इससे शरीर में ख़ून दौड़ना तेज़ होता है। यह आसन ध्यान के लिए अच्छा है।

2. ***वज्रासन*** – यह आसन करने से रीढ़ की हड्डी, नाभि स्थान, घुटने, पैर आदि की नसें व पेशियाँ मज़बूत होती हैं। शरीर में ख़ून का संचार

बढ़ता है तथा थकान मिटती है।

3. *सुप्त ब्रजासन*– इससे वज्रासन में बताए लाभों के अलावा हृदय और गर्दन को भी लाभ पहुँचता है।

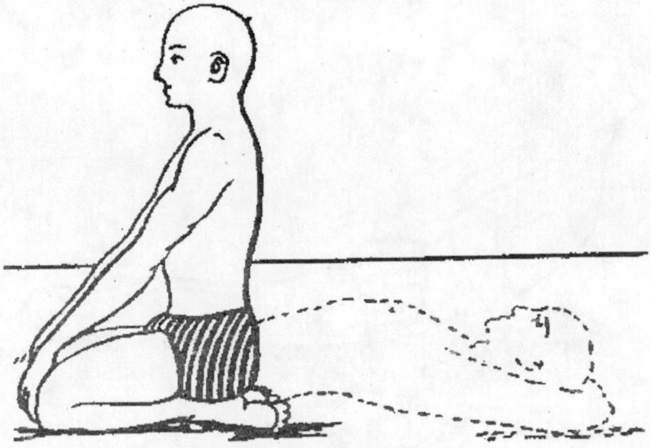

वज्रासन एवं सुप्त वज्रासन

4. *पद्मासन* – पाचन क्रिया ठीक होती है, पेट के स्नायु सही काम करते हैं, रीढ़ की हड्डी का व्यायाम होता है तथा मन शांत होता है।

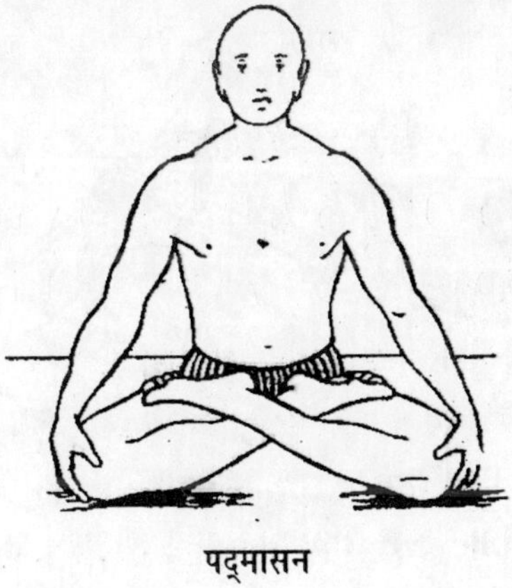

पद्मासन

5. ***भुजंगासन*** – यह आसन करने से पेट, छाती, गर्दन, अंतड़ियाँ रीढ़ की हड्डी, पीठ व कमर का व्यायाम होता है। इससे साँस लेने और भोजन पचने की क्रिया ठीक होती है।

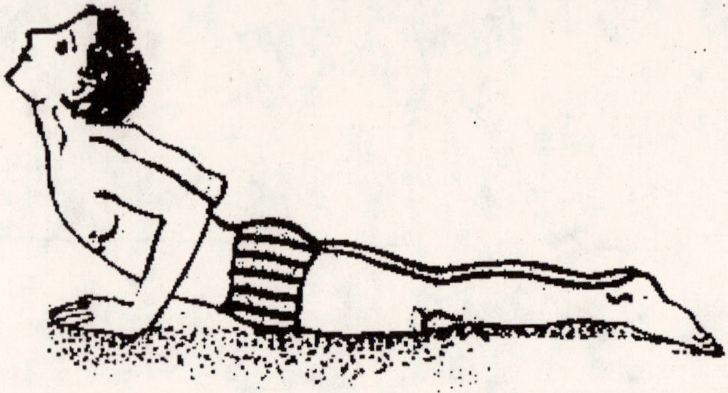

भुजंगासन

6. ***शलभासन*** – इससे कमर, रीढ़ की हड्डी, पेट आदि का व्यायाम होता है।

7. **धनुरासन** – इस आसन से रीढ़ की हड्डी, गर्दन, छाती, पेट आदि का व्यायाम होता है तथा पाचन क्रिया अच्छी होती है। इस आसन से मोटापा

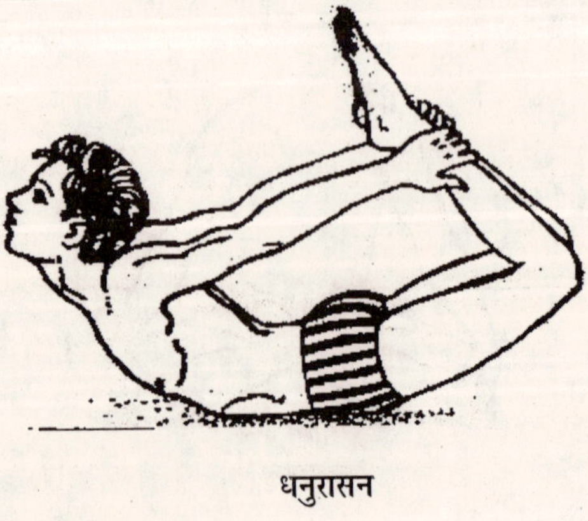

धनुरासन

भी कम होता है।

8. ***हलासन*** – यह आसन करने से रीढ़ की हड्डी, पेट, कमर, गर्दन, जिगर और तिल्ली को फ़ायदा होता है तथा ख़ून का संचार बढ़ता है।

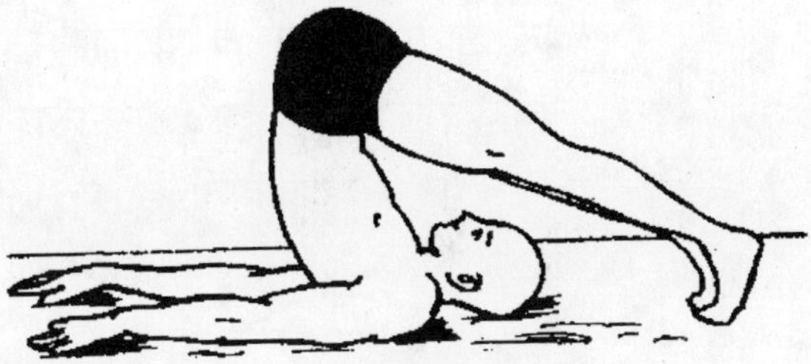

हलासन

9. ***पश्चिमोत्तानासन***–इससे पीठ, रीढ़ की हड्डी, कमर, पेट की नसें व पेशियाँ मजबूत होते हैं तथा पाचन क्रिया ठीक होती है। ख़ून का संचार बढ़ता है।

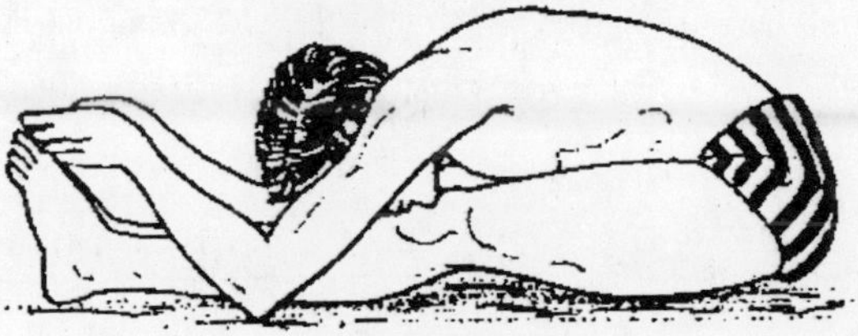

पश्चिमोत्तानासन

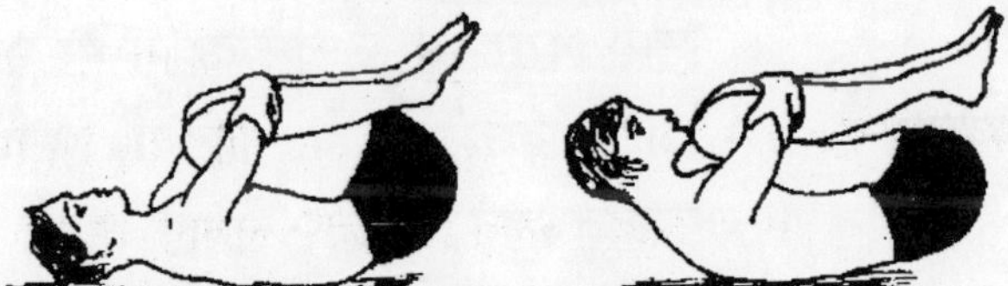

पवनमुक्तासन

10. ***पवनमुक्तासन***– इस आसन से वायुविकार, (गैस) दूर होता है। इससे भोजन का पाचन और टट्टी-पेशाब

ठीक से होता है, तथा जिगर और तिल्ली ठीक रहते हैं।

11. **चक्रासन** – इस आसन के नियमित अभ्यास से चलने-बैठने में आसानी रहती है। रीढ़ की हड्डी, कमर, पेट, छाती की नसें व पेशियाँ मज़बूत होकर चर्बी घटती है। इस आसन से साँस की तकलीफ़ भी दूर होती है।

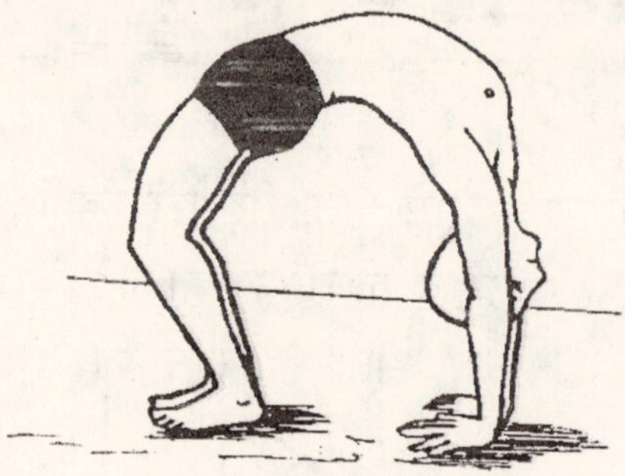

चक्रासन

12. **ताड़ासन** – ताड़ासन के अभ्यास से आलस दूर होता है। पैर और संतुलन ठीक रहता है, लंबाई बढ़ती है तथा रीढ़ की हड्डी का व्यायाम होता है। इससे शरीर भर में ख़ून का संचार बढ़ता है।

13. **पर्वतासन** – इससे रीढ़ की हड्डी, नाड़ियाँ, छाती, फेफड़े मज़बूत होते हैं और लंबाई बढ़ती है।

14. **सर्वांगासन** – इसके नाम से ही पता चलता है कि यह पूरे शरीर के लिए लाभदायक है। इससे सारे शरीर को व्यायाम मिलता है, खून ले जाने वाली नसें सही रहने से खून का संचार बढ़ता है,

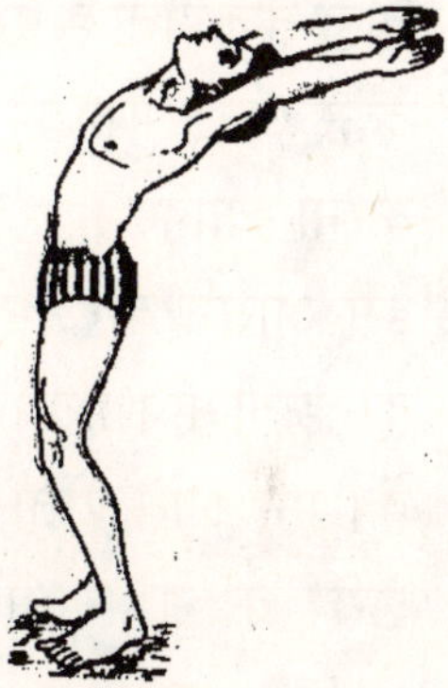

पर्वतासन

शरीर तेजस्वी होता है तथा मन शांत होता है। इससे याददाश्त भी बढ़ती है।

15. *शीर्षासन* – यह सर्वोत्तम आसन है। इससे शरीर के सभी अंग ठीक रहते हैं तथा मन शांत रहता है।

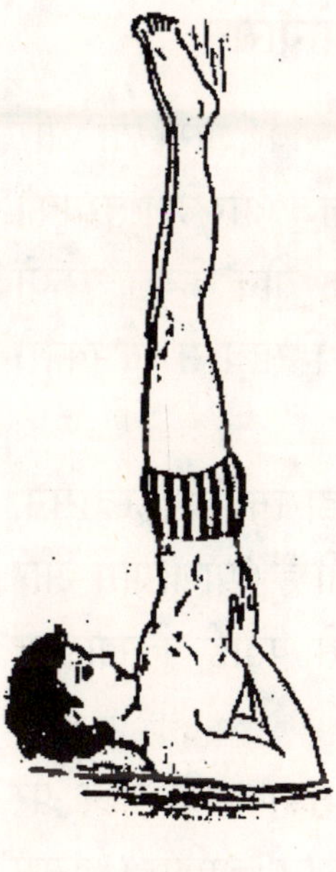

सर्वांगासन

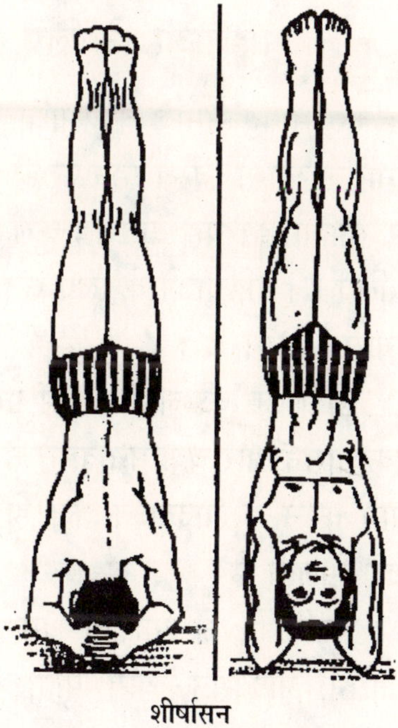

शीर्षासन

बुद्धि तेज़ होती है पर यह आसन विशेष ध्यान देकर अच्छे गुरु की देख-रेख में ही सीखना/करना चाहिए।

16. *शवासन* – इस आसन के अभ्यास से शरीर की थकान दूर होती है। हृदयरोग, रक्तचाप ठीक होते हैं। मन शांत होता है। एकाग्रता बढ़ती है। शरीर के सभी अंग कार्यक्षम हो जाते हैं।

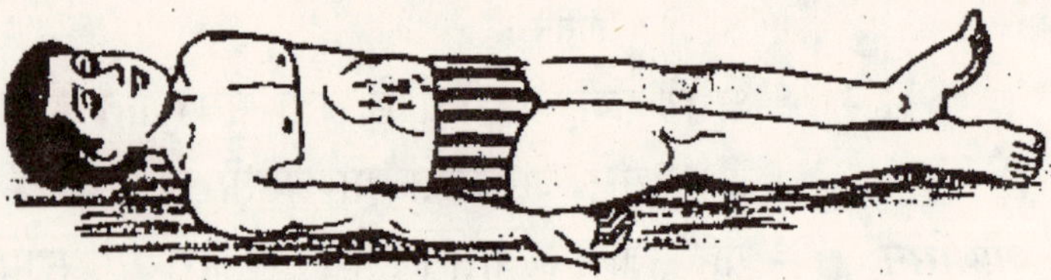

शवासन

महिलाओं के लिए उपयोगी योगासन

महिलाएँ मानव समाज का आधा हिस्सा हैं। उनके शारीरिक और मानसिक रूप से स्वस्थ रहने पर ही परिवार, समाज और देश तरक्की कर सकता है। यह बात बिल्कुल ग़लत है कि योग केवल पुरुषों के लिए है। महिलाओं के लिए उनकी आयु के हिसाब से लाभकारी योगासन निम्न हैं :

छोटी उम्र की लड़कियों में पर्वतासन, ताड़ासन, पादहस्तासन, त्रिकोणासन और चक्रासन करने से लंबाई बढ़ती है। प्राणायाम और ध्यान करने से याददाश्त तेज़ होती है जिससे पढ़ाई, लिखाई में मदद मिलती है।

लड़कियों को मासिक धर्म या माहवारी शुरू हो जाने पर वज्रासन, नौकासन, योग मुद्रा, मयूरासन करने चाहिए। इससे

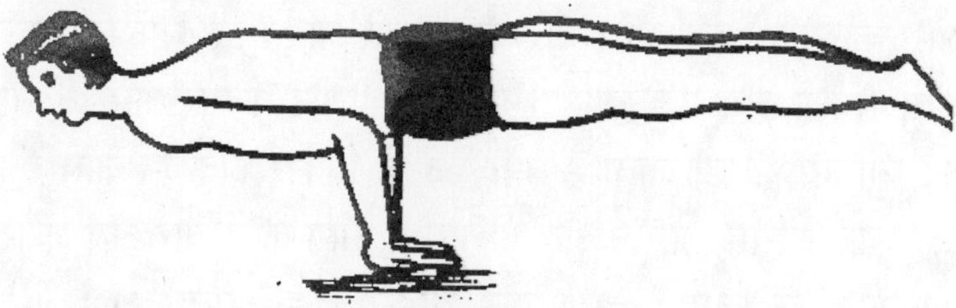

मयूरासन

मासिक धर्म की शिकायतें बेचैनी, चिड़चिड़ापन आदि नहीं होती हैं, जननांग पूरी तरह विकसित हो जाते हैं और वे माँ बनने के लिए शारीरिक और मानसिक रूप से तैयार हो जाती हैं।

गर्भावस्था में पेट, सीना और कमर की मांसपेशियों को व्यायाम कराने के लिए हल्के योगासन करने चाहिए। इस प्रकार के हल्के व्यायाम से प्रसव बिना तकलीफ़ के, आराम से होता है तथा प्रसव में ख़ून भी कम निकलता है।

प्रसव के बाद वज्रासन, हलासन और पवनमुक्तासन करते रहने से स्वास्थ्य बना रहता है। नियमित योगासन करते रहने से महिलाओं में माहवारी बंद हो जाने (रजोनिवृत्ति) के बाद होने वाली गड़बड़ियाँ नहीं होती हैं।

प्राणायाम का भी योग में बहुत महत्त्व है। इससे प्राणशक्ति बढ़ती है, रक्तसंचार अच्छा होता है और शरीर नीरोग होकर मन एकाग्र होने में मदद मिलती है। प्राणायाम कई प्रकार के हैं परंतु प्राणायाम आसान तरीके से करने पर भी पूरे लाभ मिलते हैं। पद्मासन में बैठकर रीढ़ की हड्डी, गर्दन और सिर को एक सीध में रखें। दाहिनी नाक से धीरे-धीरे साँस खींचें। साँस को कुछ समय तक रोकें और बायीं नाक से धीरे-धीरे साँस छोड़ें इसके बाद साँस लेने से पहले कुछ देर रुकें। इस प्रकार का अभ्यास आसान है।

साँस को रोकने का समय धीरे-धीरे बढ़ाते जाएँ। इससे फेफड़े और साँस संबंधी अंग मज़बूत होते हैं, साथ ही पेट, जिगर और तिल्ली का व्यायाम भी हो जाता है और पेट के विकार ठीक हो जाते हैं।

यम, नियम, आसन और प्राणायाम, योग के ये चार अंग शरीर की शुद्धि के लिए हैं अतः इन्हें बहिरंग कहा जाता है।

आजकल की भाग-दौड़ वाली ज़िंदगी में जल्दबाज़ी हर तरफ छाई रहती है। यहाँ तक कि आदमी आराम से बैठकर खा-पी भी नहीं सकता। इन चीज़ों के कारण शरीर का प्राकृतिक संतुलन बिगड़ जाता है जिससे कई प्रकार की बीमारियाँ जैसे बढ़ा रक्तचाप (हाई ब्लड प्रेशर), दिल की बीमारी, डायबिटीज आदि हो जाती हैं। इन बीमारियों की वजह शरीर की गड़बड़ियों के साथ ही साथ मानसिक गड़बड़ियों जैसे चिंता, तनाव, क्रोध, घृणा, अहंकार, ईर्ष्या आदि भी होती हैं। मानसिक शांति और संतुलन बनाए रखने के लिए मन को काबू में रखना होता है। योग के शेष चार अंग मन को नियंत्रित करने के लिए हैं अतः उन्हें अंतरंग कहा जाता है।

अंतरंग में व्यक्ति अपने अंतरमन की शुद्धि के लिए साधना करता है। ये अंग हैं प्रत्याहार, धारणा, ध्यान और समाधि। प्रत्याहार मन को विषयों से मोड़कर नियंत्रित करने को कहते हैं। मन जब सांसारिक माया-मोह से दूर हो जाता है तो उसे विशिष्ट क्षेत्र में स्थिर रखना संभव होता है। इस स्थिति को धारणा कहते हैं। इसके बाद ध्यान की स्थिति आती है जिसमें मन को एकाग्र किया जाता है। योग का अंतिम अंग है समाधि। यह मन की पूर्ण विश्रांति की अवस्था है। इसी स्थिति में आत्मा का परमात्मा से संयोग होता है जो योगशास्त्र का अंतिम लक्ष्य है।

आजकल विभिन्न रोगों को दूर करने में योगासनों के महत्त्व

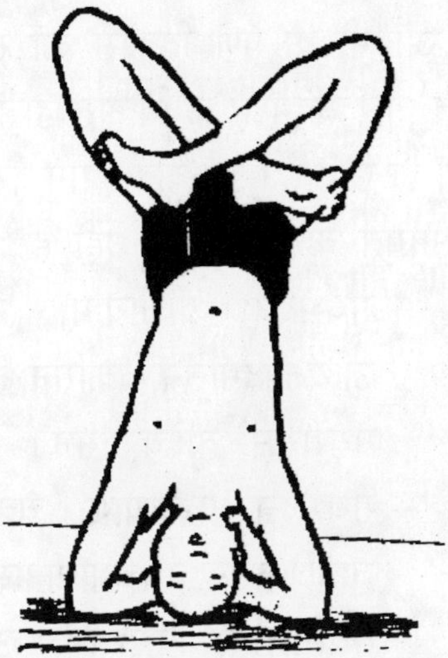

ऊर्ध्व पद्मासन

को पश्चिमी दुनिया और आधुनिक विज्ञान ने भी मान लिया है। हम पाठकों की सुविधा के लिए कुछ सामान्य बीमारियों में किए जाने वाले योगासनों की सूची दे रहे हैं। पाठकों को ध्यान रखना

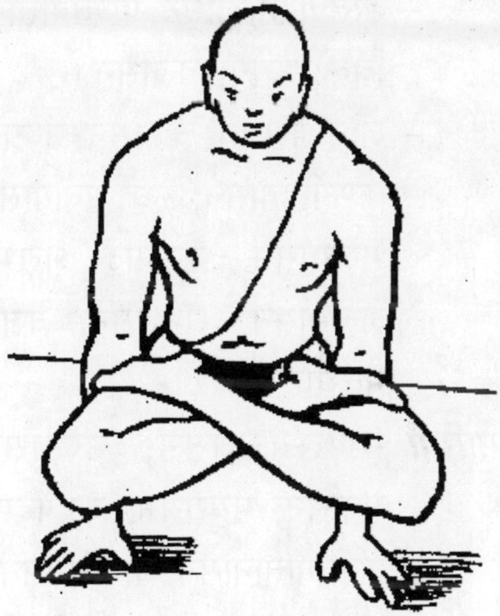

उत्थित पद्मासन

चाहिए कि योग आदमी के पूर्ण विकास का साधन है, इसलिए सही जीवन पद्धति और सद्गुणों के विकास द्वारा योग को समग्रता से अंगीकार करना ही सही है। इसे केवल रोग दूर करने या व्यायाम के साधन तक सीमित करना उचित नहीं है :

कमज़ोरी – सूर्यभेदन प्राणायाम, ऊर्ध्व पद्मासन, उत्थितपद्मासन, बकासन, लोलासन, दोलासन, मयूरासन, वृश्चिकासन।

मोटापा – सूर्यभेदन प्राणायाम, चक्रासन, कोनासन, जानुशिरासन, पश्चिमोत्तानासन, उत्तानपादासन, सर्वांगासन, गर्भासिन, ऊर्ध्व सर्वांगासन, कर्णपीडनासन, बद्ध पद्मासन, मयूरासन, उष्ट्रासन, मत्स्येन्द्रासन, वृश्चिकासन, वज्रासन, शलभासन, धनुरासन, नौकासन, हलासन, हंसासन, कपालभाति, भस्त्रिका।

कमरदर्द – हस्तपादांगुष्ठासन, पश्चिमोत्तानासन, कोनासन, त्रिकोणासन, वज्रासन।

पीठ में दर्द – जानुशिरासन, चक्रासन, उष्ट्रासन, सर्वांगासन, कर्णपीडनासन, ऊर्ध्व सर्वांगासन, मत्स्येन्द्रासन, भुजंगासन, एकपाद शलभासन, द्विपाद-शलभासन, धनुरासन, वज्रासन; हलासन, मत्स्यासन।

आँतों की बीमारियाँ – मत्स्येन्द्रासन, उष्ट्रासन, चक्रासन, सर्पासिन, मयूरासन, बद्धपद्मासन, गर्भासिन, पश्चिमोत्तानासन, जानुशिरासन, पवनमुक्तासन, सर्वांगासन, ऊर्ध्वसर्वांगासन, ऊर्ध्वपद्मासन,

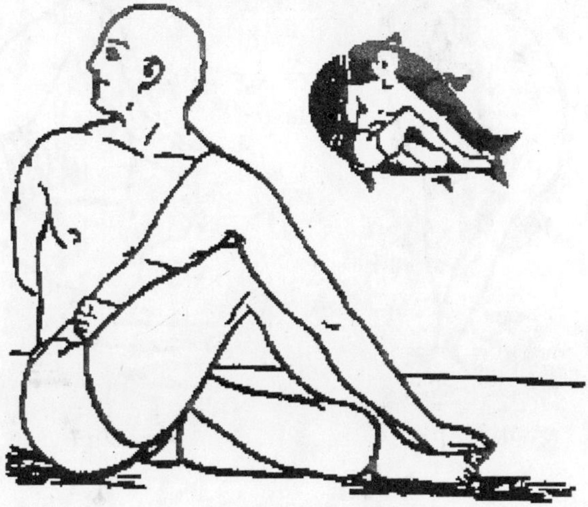

मत्स्येन्द्रासन

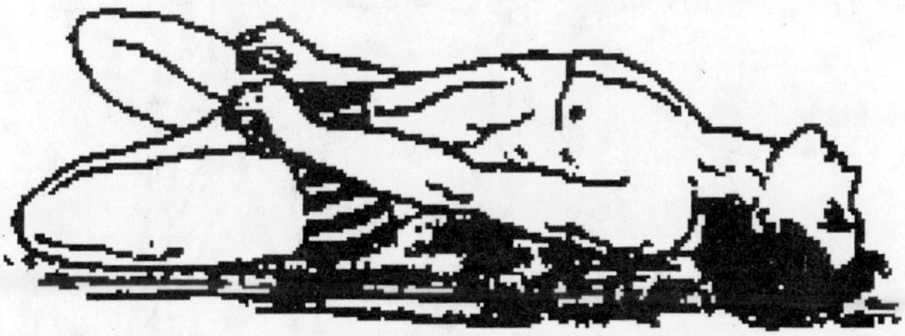

मत्स्यासन

	वृक्षासन, शीर्षासन।
पेट में दर्द	– मयूरासन, मत्स्येन्द्रासन, हलासन, पवन-मुक्तासन, भस्त्रिका।
भूख न लगना	– शीर्षासन, चक्रासन, पश्चिमोत्तानासन, जानुशिरासन, सर्वांगासन, ऊर्ध्व सर्वांगासन, कर्णपीडनासन, बद्ध-पद्मासन, भुजंगासन, नागासन, उष्ट्रासन, मयूरासन, मत्स्येन्द्रासन, मत्स्यासन, गर्भासन, ऊर्ध्व पद्मासन, भस्त्रिका,

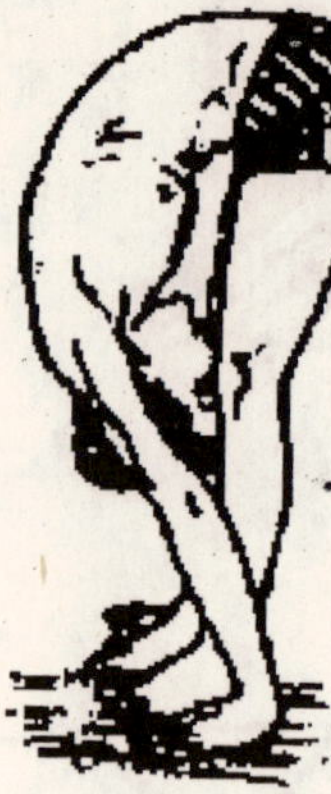

हस्तपादांगुष्ठासन

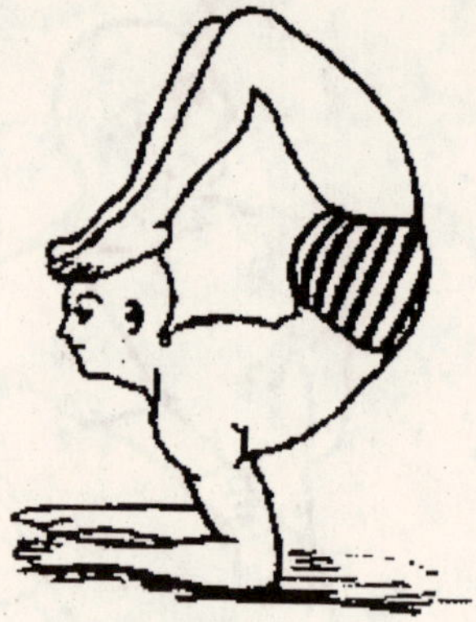

वृश्चिकासन

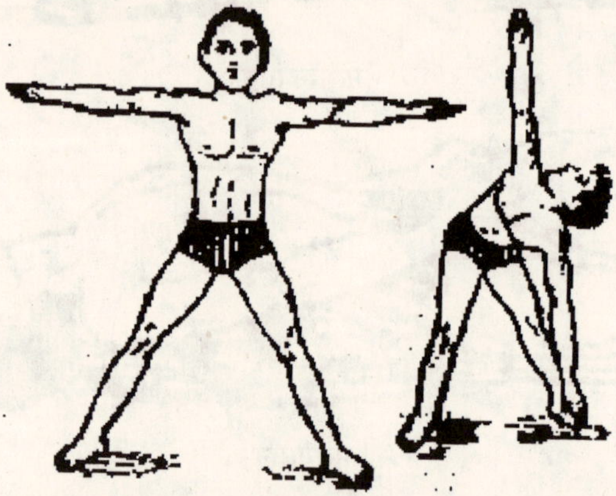

त्रिकोणासन

पवनमुक्तासन, हलासन।

खाँसी – जानुशिरासन, पश्चिमोत्तानासन, ऊर्ध्व सर्वांगासन, शीर्षासन।

पुराना जुकाम – नेति, सूर्यभेदन प्राणायाम, शीर्षासन, ऊर्ध्व सर्वांगासन, कपालभाति।

थकान – वज्रासन, शवासन।

दिल की बीमारियाँ– भूमि पर लेट कर किये जाने वाले ऐसे आसन

	जिनमें परिश्रम और कठिनाई न हो—पद्मासन, वज्रासन, प्राणायाम, सूर्यनमस्कार, शवासन।
बढ़े रक्तचाप (हाई ब्लड प्रेशर) में	– प्राणायाम (कुंभक के बिना), वज्रासन, पद्मासन, सर्वांगासन, शवासन।
पुराना बुखार (पीनस)	– मयूरासन, चक्रासन, मत्स्येन्द्रासन, जानुशिरासन, ऊर्ध्व सर्वांगासन, शीर्षासन।

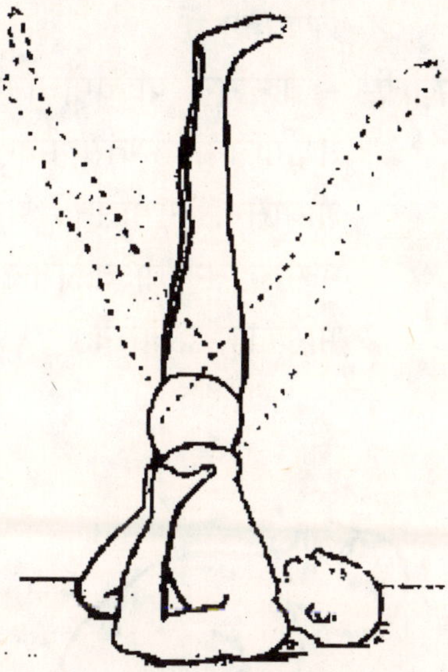

ऊर्ध्व सर्वांगासन

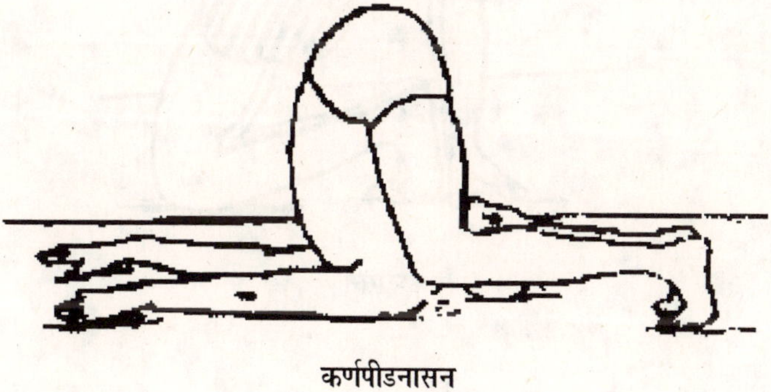

कर्णपीडनासन

(बुख़ार न होने की दशा में और थोड़ी देर के लिए ही किए जाएँ)

पीलिया – पश्चिमोत्तानासन, जानुशिरासन, सर्वांगासन, ऊर्ध्वसर्वांगासन, कर्णपीडनासन, शीर्षासन, मत्स्यासन, बद्धपद्मासन, मयूरासन, सर्पासन, चक्रासन, मत्स्येन्द्रासन, वृश्चिकासन, सूर्यभेदन प्राणायाम।

जिगर की कमज़ोरी – चक्रासन, पश्चिमोत्तानासन, जानुशिरासन, सर्वांगासन, ऊर्ध्वसर्वांगासन, कर्णपीडनासन, शीर्षासन, गर्भासन, मयूरासन, उष्ट्रासन, मत्स्येन्द्रासन, वृश्चिकासन, सूर्यभेदन प्राणायाम, भस्त्रिका, वज्रासन।

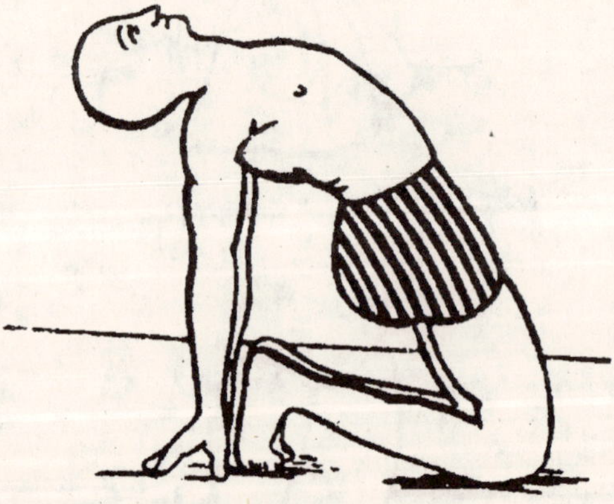

उष्ट्रासन

मालिश

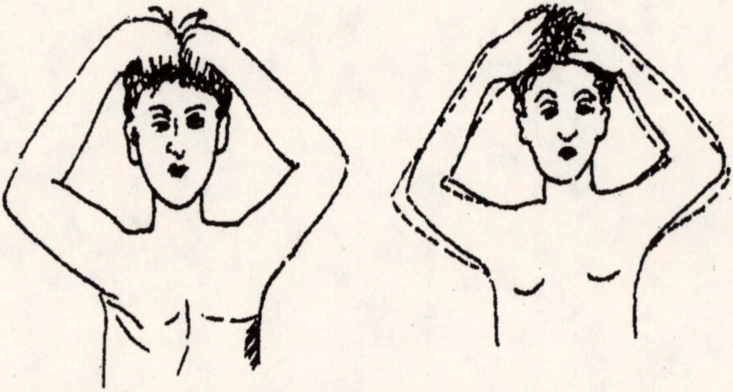

मालिश

मालिश शब्द फारसी भाषा से आया है। अंग्रेजी में इसके लिए 'मसाज' शब्द है फ्रेंच भाषा में 'मेसेर' और ग्रीक में 'मलासो' शब्द इसके लिए प्रचलित है। भारतीय भाषाओं में मालिश शब्द पश्चिम से ही आया प्रतीक होता है। मालिश शब्द के विदेशी मूल का होने से यह नहीं समझा जाना चाहिए कि मालिश कि क्रिया भारत में बाहर से आई।

मालिश क्यों?

आजकल मनुष्य के जीवन में यंत्रों का महत्त्व सभी जानते हैं यंत्रों को सही ढंग से चलाते रहने के लिए उनकी देखभाल सदैव करनी पड़ती है। उन्हें चलाने से पहले प्रतिदिन तेल देना, साफ करना और उचित समय तक बंद रखना पड़ता है। इसके अलावा एक निश्चित अवधि के बाद यन्त्रों की पूरी तरह सफाई भी आवश्यक होती है। शरीर भी एक प्रकार का यंत्र ही है। अतः यंत्ऱों की देखभाल के नियम शरीर भी एक प्रकार का यंत्र ही है अतः यंत्रों के देखभाल के निमय शरीर पर भी लागू होते हैं। जिस प्रकार यंत्रों को नित्य तेल पानी दिया जाता है। और साफ किया जाता है, इसी प्रकार शरीर को भी रोजाना मालिश और नहा कर, तेल देकर साफ रखना स्वास्थ के लिए आवश्यक है। मशीरन में कोई

खराबी आने पर जैसे उस भाग की विशेष देखभाग की जाती उसी प्रकार शरीर में कोई कष्ट होने पर संबंधित अंग की मालिश करना आम तौर से लाभदायक हो सकता है। इस प्रकार स्पष्ट है कि प्रतिदिन स्वयं तेल से मालिश करना और कभी-कभी जानकर द्वारा मालिश कराना बहुत आवश्यक है।

बाह्य स्नेहन या मालिस के प्रकार : भारतीय पद्धति में स्नेहन के तीन प्रकार है (1) अभ्यंग (मालिश) (2) उद्वर्तन (उबटन) और (3) संबाहन। सामान्यतया अभ्यंग स्नेहन का वह तरीका है, जिसमें व्यक्ति स्वयं ही तेल द्वारा अनेक अंगों की मालिश करता है उद्वर्तन को उबटन कहते हैं। इसमें तिल या अन्य औषधियों की चटनी को शरीर पर लगाकर मालिश किया जाता है। संवाहन का सामान्य अर्थ उठाकर ले जाना है, यह मालिश का एक विशेष प्रकार है जिसमें दूसरे व्यक्ति द्वारा मालिश की जाती है।

मालिश शरीर के बाहरी हिस्सों पर की जाती है। चूँकि पूरा शरीर त्वचा से ढंका रहता है अतः मालिश का त्वचा से अभिन्न संबंध है। यह जानना जरूरी है कि त्वचा का क्या महत्त्व और कार्य है। इससे मालिश करने के फायदे काफी हद तक समझ में आ जाएँगे।

त्वचा

आवरण : त्वचा शरीर के सभी अंगों का आवरण (ढकने वाला खोल) है। इससे शरीर के अंगों को एक सही आकार भी मिलता है। और शरीर सुंदर दिखाई पड़ता है।

सुरक्षा : त्वचा वातावरण से शरीर की रक्षा करती है। त्वचा ही धूप, बरसात, गर्मी और सर्दी तथा **शरीर** पर लगने वाली चोटों

को झेलकर शरीर के अंदरुनी हिस्सों की सुरक्षा करती है। साथ ही त्वचा वातावरण में चारों ओर घूमने वाले छोटे से छोटे जंतुओं और कीटाणुओं से भी शरीर के भीतरी हिस्सों को सुरक्षित रखती है।

स्पर्श : वायु, अग्नि, जल और पृथ्वी इन चार महाभूतों को छूने का अनुभव हमें त्वचा द्वारा मिलता है। त्वचा से ही हमें स्पर्श का ज्ञान होता है और दर्द, जाड़ा, गर्मी, कठोरता, कोमलता, सूखेपन, चिकनाई आदि का भी पता चलता है।

संग्रह : त्वचा की चर्बी, क्षार, शक्ति देने वाली शक्कर और पानी इकट्ठा होता रहता है। शरीर की विभिन्न प्रक्रियाओं के लिए आवश्यक है।

स्राव : त्वचा की ग्रंथियों से सिबम नामक द्रव निकलता रहता है, जिसके त्वचा चिकनी बनी रहती है और रुखी नहीं होती।

विटामिन डी : त्वचा सूर्य के प्रकाश से शरीर के लिए आवश्यक विटामिन डी उचित मात्रा में तैयार करती रहती है।

जल संतुलन : त्वचा के भीतर स्थित पसीने की ग्रंथियाँ वातावरण और ऋतु के अनुसार पसीने को उचित मात्रा में निकाल कर शरीर में आवश्यक जल की मात्रा को संतुलित रखती है।

तापमान : शरीर में उचित ताप हमेशा बन रहना आवश्क है। त्वचा की चर्बी ताप को शरीरे से बाहर बेकार ही निकलने को रोकती है। और वातावरण में जरूरत से ज्यादा गीर्म बढ़ाने पर त्वचा पीसने को निकालकर ताप को कम करती है। इस प्रकार शरीर की गर्मी को संतुलित रखने में त्वचा महत्त्वपूर्ण कार्य करती है।

क्षार-अम्ल संतुलन : पसीने में अम्ल की मात्रा अधिक होती

है अतः पसीने के रूप में फालतू अम्ल को निकालकर शरीर के लिए आवश्यक क्षार और अम्ल का संतुलन त्वचा के कार्य से सही बना रहता है।

उत्सर्जन : शरीर में इकट्ठा हुए मल को निकालने का भी काम त्वचा करती है। पसीने के साथ फालतू क्षार और यूरिया आदि पदार्थ भी बाहर निकल जाते हैं।

प्राणवायु : कुछ हद तक त्वचा प्राणवायु (ऑक्सीजन) का ग्रहण और कार्बन-डाई-ऑक्साइड का उत्सर्जन भी करती हैं।

रंग/चमक : त्वचा पर ही शरीर का रंग और चमक निर्भर है।

पोषण : तेल या अन्य पदार्थ और औषधियाँ त्वचा से सोख कर शरीर के पोषण और रोग निरोध में सहायक होती हैं।

त्वचा की मालिश : उपर्युक्त विवरण से स्पष्ट है कि त्वचा अत्यंत महत्त्वपूर्ण अंग है और इसके अनेकों काम हैं। अतः जब त्वचा पर मालिश की जाती है तो उससे वे सभी कार्य प्रभावित होते हैं यही कारण है कि आयुर्वेद में अभ्यंग और उद्वर्तन (तेल मालिश और उबटन) को बहुत महत्त्व दिया गया था। आज भी भारत में विशेष दक्षिण भारत में छोटी दीवाली को प्रातः उबटन और तेल लगाकर गरम पानी से स्नान करने को त्यौहार का अनिवार्य अंग माना जाता है। फिर भी आधुनिकता के दौर में उबटन और तेल मालिश ने भारत में अपना महत्त्व खो दिया है। यद्यपि ब्यूटी पार्लरों में सौंदर्य प्रसाधन के रूप में उबटन और तेल मालिश का ही बदले रूप का प्रयोग होता है। परन्तु उसका दायरा सीमित हो गया है। पश्चिमी विकसित देशों में तेल मालिश ने शास्त्रीय आधार प्राप्त कर लिया है। अब वहाँ चिकित्सा रोगियों को मालिश कराने

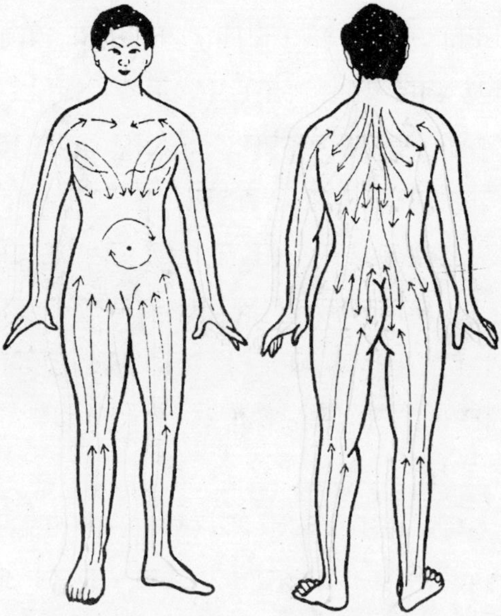

शरीर के विभिन्न अंगों में मालिश करने की दिशा

की सलाह देते हैं। मालिश करने वाले ने भी इस क्रिया को कला का दर्जा दे दिया है। अब पश्चिमी देशों में मालिश के भी अनेक विशेषज्ञ होते हैं। भारत में इस प्रकार का शास्त्रीय और कलात्मक दर्जा एवं लोकप्रियता मालिश को नहीं मिला सका है। यदि भारतीय परंपरा और स्वास्थ्यरक्षा में मालिश/उबटन की महत्त्वपूर्ण भूमिका का पूरा ध्यान रखा जाए और चिकित्सकों द्वारा भी इस विधा को उसकी योग्यता के आधार पर अपनाया जाय तो यह भारत में लोकप्रिय हो सकेगी।

स्वास्थ्य और आयुर्वेद में मालिश

आयुर्वेद के अनुसार शरीर में वात, पित्त या कफ दोष बढ़ने से रोग पैदा होते हैं। इन बढ़े हुए दोषों को शरीर से बाहर निकालने

के लिए दोष निकालने की शोधनोपचार की मुख्य विधि से पहले कुछ अन्य क्रियाएँ बताई गई है। जिन्हें पूर्वकर्म कहते हैं। इन पूर्वकर्मों से दोषों को अपनी-अपनी नियत जगह की ओर वापस किया जाता है और उसके बाद शोधन द्वारा उन्हें शरीर से बाहर निकाला जाता है। अतः पूर्वकर्म इलाज शुरू करने से पहले या रोकथाम के लिए महत्त्वपूर्ण अंग है। पूर्वकर्म में दो क्रियाएँ हैं—स्नेहन और स्वेदन। स्नेहन का अर्थ है शरीर में चिकनाई देना और स्वदेश का अर्थ है पसीना निकालना। इन दोनों कर्मों से बढ़े हुए दोष नरम होकर पतले हो जाते हैं।

स्नेहन : स्नेहन कर्म अर्थात् शरीर को चिकनाई पहुँचाने के दो प्रकार हैं,—(1 अंतः स्नेहन और (2) बाह्य स्नेहन। अंतः स्नेहन में शरीर के भीतरी अंगों में आहार के साथ घी, मक्खन आदि देकर चिकनाई पहुँचाई जाती है। इसके अलावा स्नेहबस्ति के द्वारा एनिमा की भाँति तेल गुदामार्ग से मलाशय में डाला जाता है। आयुर्वेद के अनुसार स्नेह (तेल या चिकनाई) बात बिकार का शोधन और शमन करता है। ऐसा करने से बदन में या जोड़ों में दर्द, गठिया आदि रोगों में विशेष आराम मिलता है।

बाह्य का ही अर्थ मालिश है। इसके द्वारा शरीर के बाहरी अंगों मुख्यतया त्वचा को चिकनाई दी जाती है। इस प्रकार स्पष्ट है कि मालिश स्नेहन कर्म का एक प्रकार है जो भारत में अत्यंत प्राचीन काल से प्रचलित है और आयुर्वेद के सिद्धांत अनुसार है।

आयुर्वेद के अनुसार स्नेहन कर्म शरीर की सूखी हुई धातुओं को नरम कर मजबूत बनाता है। साथ ही ताकत और पुष्टि प्रदान करता है। जठराग्नि को बल देता है और शक्ति भी बढ़ाता है।

पूरे शरीर की मालिश

मालिश से साधारणतया पूरे शरीर की मालिश ही समझी जाती है। परन्तु उपयोगिता को लिहाज से हम उसे दो भागों में बाँटते हैं।

(1) पूरे शरीर की मालिश, और

(2) विशेष अंग की मालिश

जहाँ तक पूरी शरीर की मालिश का प्रश्न है यह अपने हाथों से ही प्रतिदिन की जानी चाहिए इसके अलावा पूरी शरीर की मालिश कुछ विशेष स्थितियों में भी की जाती है। जब बीमारी दूर हो जाने पर रोगी कमजोर रहता है। उस स्थिति में पूरे शरीर की मालिश कमजोरी दूर करने में अत्यंत सहायक होती है। सूखा रोग से पीड़ित बच्चों में भी रोजाना पूरी शरीर की मालिश रोग दूर करने में सहायक होती है। मिरगी के रोगियों को भी पूरे शरीर की मालिश से लाभ होता है। बच्चा पैदा होने पर बच्चे और जच्चा के पूरे शरीर की मालिश अत्यंत आवश्यक मानी गई है। कमजोर बच्चों और बड़ो को भी रोजाना पूरे शरीर की मालिश से लाभ होता है। बुढ़ापे में पूरी शरीर की मालिश अत्यंत हितकर है क्योंकि बुढ़ापे में बढ़ी हुई वायु के कारण जोड़ों, कमर, पैरों में दर्द आदि अनेक बीमारियाँ हो जाती हैं। इनमें स्नेहन अर्थात् तेल की मालिश दवा का काम करती है। काफी मेहनत, बहुत अधिक पैदल चलना जैसे पहाड़ों में पैदल यात्रा और चढ़ाई, नींद कम होना, मोटापा, शरीर का सूखापन, दुबलापन आदि के लिए भी पूरे शरीर की मालिश लाभदायक है। संपूर्ण शरीर की मालिश खून के बहाव को दुरुस्त और तेज कर रोगों को दूर करती है।

विशेष अंगों की मालिश : जहाँ तक विशेष अंगों की मालिश

का संबंध है, सबसे प्रमुख अंग है रीढ़ की हड्डी। रीढ़ मानव शरीर का आधार है। जहाँ पशु प्रायः चार पैरों पर चलते हैं औरउनकी रीढ़ी की हड्डी जमीन के समानांतर होती है। मानव दो पैरों पर सीधे खड़े होकर चलने वाला प्राणी है और उसकी रीढ़ की हड्डी जमीन पर खड़ी होती है। इससे रीढ़ की हड्डी पर बहुत भार पड़ता है। रीढ़ की हड्डी में शरीर की हलचल के साथ बल भी पड़ते हैं। झुकने, मुड़ने आदि में रीढ़ की हड्डी भी मुड़ती रहती है। रीढ़ की हड्डी शरीर के अस्थिपंजर का मुख्य हिस्सा है। रीढ़ की हड्डी से 31 प्रकार की नाड़ियों की जोड़ियाँ निकल कर सारे शरीर में फैलती हैं। जिनसे सारे शरीर की प्रक्रिया चलती रहती है। रीढ़ में 32 हड्डियाँ (कशेरुककाएँ) होती हैं जो गर्दन, पीठ, कमर, त्रिकास्थि और अंतिम (पूँछ) इस प्रकर पाँच भागों में बाँटी गई हैं। यदि इन्हीं भागों को हम सामने की ओर देखें तो गला, छाती, पेट और नाभि के नीचे का हिस्सा रीढ़ की हड्डी के साथ जुड़ रहते हैं। आयुर्वेद व योग में भी रीढ़ की हड्डी को बहुत महत्त्वपूर्ण माना गया है। इसलिए रीढ़ की हड्डी की मालिश उँगलियों से हल्के-हल्के करना ही लाभदायक है। जोरदार रगड़ रीढ़ की हड्डी को और उससे जुड़े अंगों को नुकसान पहुँचा सकती है।

सिर की मालिश : मालिश की दृष्टि से विशिष्ट अंगों में सिर बहुत महत्त्वपूर्ण है। यह मस्तिष्क का स्थान है और इसका सारे शरीर पर नियंत्रण रहता है। बुद्धि, विवेक, याददाश्त, भावनाएँ, संवेदनाएँ और ज्ञान सब कुछ मस्तिष्क से जुड़े हैं। मस्तिष्क के हड्डी सहित ढके ढाँचे को सिर कहते हैं। इस सिर के बीचों बीच का हिस्सा बच्चों में काफी मुलायम होता है अतः परंपरा के अनुसार सिर के इस भाग की तेल से हल्की मालिश की जाती है। जिससे

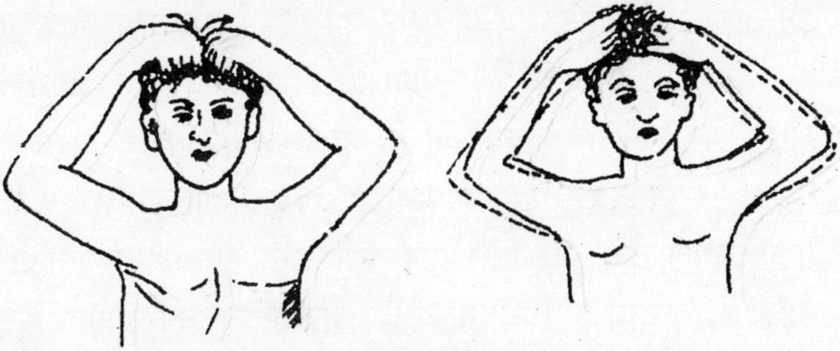

सिर की मालिश

यह भाग धीरे-धीरे मजबूत होकर कठिन हो जाता है। जिससे (झटका) सहने में सक्षम हो जाता है। इसके अलावा सिर की मालिश से मस्तिष्क भी प्रभावित होता है। मन, मस्तिष्क की थकान मिटकर हल्का महसूस होता है। नींद न आने की स्थिति में भी सि की मालिश बहुत फायदेमंद है। रक्तचाप बढ़ने पर भी सिर पर तेल की मालिश लाभदायक है। सिर की हल्की मालिश से गुस्सा कम होता है। बालों के लिए भी सिर की तेल से मालिश लाभदायक है। इससे बालों का गिरना, टूटना, काटना या सफेद होना रुक जाता है। उनकी चमक और लंबाई बढ़ती है।

अन्य अंग : अन्य अंगों की विशेष मालिश जरूरत के अनुसार होती है जैसे मोच आने पर हाथ या पैर की मालिश से लाभ होता है। कमर में लचक आने पर, गर्दन अकड़ने पर, हाथ पैर या अन्य अंगों के टेढ़े-मेढ़े करने से पैदा दर्द में, किसी अंग को अंदरूनी चोट लगने पर, हाथ-पैर के सुन्न होने पर पैरों के जोड़ों की अकड़न जोड़ों में दर्द होने आदि पर उसी हिस्से की मालिश से निश्चित लाभ मिलता है। कुछ हद तक इसी श्रेणी में हम नाक में तेल की बूँदें डालने और कान में भी तेल डालने को रख सकते हैं। इससे

इन अंगों में चिकनाई पहुँचाने पर मालिश के ही लाभ मिलते हैं।

मालिश करने के लिए पदार्थों का प्रयोग किया जाता है। अलग-अलग मौसम तथा देशों में अलग-अलग प्रकार के तेलों से मालिश करने के लिए कहा गया है। हेमंत और शिशिर ऋतु में महानारायण तेल और तिल तेल तथा शरद और ग्रीष्म ऋतुओं में नारियल, बादाम एवं चंदन बलालाक्षादि तेल का प्रयोग करना चाहिए। सभी ऋतुओं में स्नान से पहले मालिश लाभदायक है। जाड़े में मालिश के तेल को थोड़ गुनगुना किया जा सकता है। वैसे जो रोज पूरे शरीर पर मालिश करनी चाहिए पर यदि किसी कारण ऐसा संभव न हो तो सिर, कान और पैरों के तलुओं पर मालिश जरूर करनी चाहिए। मालिश के लिए चुने जाने वाले पदार्थों के आधार पर यह चार प्रकार की होती है।

पुष्टिकारक या बलदायक मालिश : कमजोर और दुबले व्यक्तियों के लिए मालिश पुष्टिकारण होती है। ताकत के लिए बादम का तेल सबसे अच्छा कहा गया है। जैतून का तेल और तिल का तेल तथा दक्षिण भारत में गरी का तेल भी पुष्टिकारण मालिश के लिए इस्तेमाल करते हैं। आयुर्वेद में इसके लिए चंदनबलादि तेल सबसे अच्छा माना गया है। छिलका रहित उड़द (माष) और सैंधव के काढ़े से सिद्ध तिल के तेल की मालिश भी शरीर पुष्ट करने के लिए बहुत लाभदायक है। इससे माषसैंधव तेल कहते हैं।

रगड़ने वाली मालिश : सरसों का तेल इनमें अच्छा माना गया है। ऐस पदार्थों की मालिश से मोटापा कम होता है और दर्द दूर होता है।

गर्मी देने वाली मालिश : गरम तेल या दर्द दूर करने वाले

तेलों से मालिश करवाना इस श्रेणी में आता है।

सूखी मालिश : कई बार तेल की मालिश उपयुक्त या संभव नहीं हाती। ऐसी स्थिति में अंग विशेष को कुछ औषधियों के चूर्ण रगड़ने से लाभ मिलता है। ऐसे चूर्णों में अजवाइन, तुलसी, नीम आदि बताए गए हैं। बिना तेल के केवल हाथों से शरीर को दबाना, मलना और रगड़ना भी इस श्रेणी में आता है।

औषधीय मालिश : मालिश के विभिन्न औषधीय उपयोगों के लिए विशेष तेल बनाए जाते हैं। मंजीठ एवं इलायची के काढ़े से तैयार मजिष्ठाएला तेल त्वचा विकार, झाँई आदि के लिए उत्तम औषधि है। इस प्रकार बालों के लिए ब्राह्मी आंवला तेल तथा घीक्वार के रस से तैयार कुमारी तेल बहुत लाभदायक होते हैं। इन तेलों से सिर की मालिश की जाती है। पर्वबीज के पत्तों से तैयार बीजपर्ण तेल घावों और लहसुन के काढ़े से तैयार रसोन तेल कान के दर्द में लाभदायक है।

मालिश कब न करें

आयुर्वेद के अनुसार बुखार होने की दशा में मालिश नहीं करनी चाहिए। सूखी खाँसी में गला और छाती की मालिश की जाती है परन्तु गीली खाँसी में या न्यूमोनिया आदि रोगों में मालिश नहीं करनी चाहिए। क्षय (टी. बी.) त्वचा के रोग, गठिया की गंभीर, अवस्था, स्त्रियों में माहवारी के दिनों में और गर्भ रहने पर, घाव, सूजन आदि होने पर मालिश न करना ही अच्छा है।

मालिश कब करें

ऊपर दिए गए उदाहरणों को छोड़कर मालिश प्रायः सभी के लिए

ल़ाभदायक है। बच्चों को इससे ताकत आती है और शरीर का विकास अच्छा होता है। जवानों के शरीर का गठन मालिश से अच्छा रहता है और शरीर की शक्ति सुरक्षित रहती है। बुढ़ापे में मालिश से बुढ़ापा, झुर्रियाँ और कमजोरी दूर होती है। हड्डियाँ कमजोर होने तथा बच्चों में सूखा रोग होने पर पहले की तरह स्वस्थ होने के लिए मालिश करना बहुत लाभदायक होता है।

इस प्रकार स्पष्ट है कि मालिश कुछ स्थितियों को छोड़कर प्रायः सभी के लिए चाहे वे बच्चों हों या बूढ़े कमजोर हों या पहलवान और स्वस्थ हों या पीड़ित, लाभदायक सिद्ध होती है।

मालिश से लाभ

आयुर्वेद के ग्रंथ चरक संहिता में मालिश के कई फायदे बताए गए हैं। नियमित रूप से सिर में तेल लगाने से गाल काले रहते हैं और गिरते नहीं हैं, न जल्दी सफेद होते हैं। सिर में तेल लगाने से सिर दर्द भी नहीं होता। खोपड़ी की भीतर मस्तिष्क होता है जो सारे शरीर का नियंत्रण करता है। अतः सिर पर तेल मलने से सभी इंद्रियां ठीक रहती हैं। नींद अच्छी आती है और सपने भी कम दिखाई पड़ते हैं। तेल की मालिश से शरीर की त्वचा में चकम कम होती है। शरीर की मालिश से हर अंग मजबूत हो जाता है। और मेहनत करने की ताकत बढ़ जाती है।

❑❑❑